Shubhangi Suryawanshi
Vikram Pagar Patil
Mrunal Aley

APNEIA OBSTRUTIVA DO SONO

Shubhangi Suryawanshi
Vikram Pagar Patil
Mrunal Aley

APNEIA OBSTRUTIVA DO SONO

Pausas na respiração

ScienciaScripts

Imprint

Any brand names and product names mentioned in this book are subject to trademark, brand or patent protection and are trademarks or registered trademarks of their respective holders. The use of brand names, product names, common names, trade names, product descriptions etc. even without a particular marking in this work is in no way to be construed to mean that such names may be regarded as unrestricted in respect of trademark and brand protection legislation and could thus be used by anyone.

Cover image: www.ingimage.com

This book is a translation from the original published under ISBN 978-620-8-11925-6.

Publisher:
Sciencia Scripts
is a trademark of
Dodo Books Indian Ocean Ltd. and OmniScriptum S.R.L publishing group

120 High Road, East Finchley, London, N2 9ED, United Kingdom
Str. Armeneasca 28/1, office 1, Chisinau MD-2012, Republic of Moldova, Europe
Printed at: see last page
ISBN: 978-620-4-69470-2

ÍNDICE

INTRODUÇÃO

Nas últimas duas décadas, a medicina e a medicina dentária têm-se concentrado cada vez mais nos distúrbios respiratórios durante o sono. Embora uma série de distúrbios possa ser incluída no termo "distúrbios respiratórios do sono", esta revisão centrar-se-á especificamente nos distúrbios respiratórios obstrutivos do sono, a apneia obstrutiva do sono. [th]As caraterísticas da apneia obstrutiva do sono têm sido descritas na literatura médica e clássica desde há décadas, como num artigo de Broadbent, publicado em 1877 *na revista The Lancet:* "Haverá um silêncio perfeito durante dois, três ou quatro períodos respiratórios em que os movimentos torácicos são ineficazes; finalmente, o ar entra com um forte bufo, após o qual há várias inspirações profundas compensatórias.[1]

De acordo com a Academia Americana de Medicina do Sono, a apneia obstrutiva do sono (AOS) é uma doença causada pela obstrução das vias aéreas superiores (que pode ser parcial ou total) durante o sono. A alteração do tónus muscular das vias aéreas durante o sono leva ao colapso das vias aéreas superiores (predominantemente durante a fase inspiratória da respiração), o que conduz a episódios intermitentes de hipopneia e/ou apneia, apesar dos esforços respiratórios contínuos, levando à dessaturação de oxigénio e ao despertar.[2]

O efeito final é a fragmentação do sono, a hipóxia intermitente e a hipercapnia, que levam a um aumento da atividade do sistema nervoso simpático. A ausência de sono profundo leva a sonolência diurna, comprometimento cognitivo e diminuição da qualidade de vida. Conselho Sueco de Avaliação das Tecnologias da Saúde.[3]

A AOS representa um grave problema de saúde nos países mais desenvolvidos, sendo que cerca de mil milhões da população mundial, com idades compreendidas entre os 30 e os 69 anos, sofrem desta doença.[4] Esta doença foi descrita pela primeira vez em 1965.[5]

A apneia caracteriza-se pela cessação do fluxo de ar durante 10 segundos ou mais. A hipopneia, pelo contrário, caracteriza-se por uma redução, sem cessação completa, do fluxo de ar ou do esforço respiratório.[6] Sabe-se que a síndrome da apneia/hipopneia obstrutiva do sono (SAHOS) é uma condição clínica frequente **na** população em geral. Uma prevalência de 2% **na** população adulta feminina e 4% **na** população adulta masculina foi relatada por Young e colaboradores. 3 Números mais recentes, de até 4%, estabeleceram que a SAHOS é a segunda maior prevalência de distúrbios respiratórios crónicos, atrás apenas da asma, dependendo dos critérios de diagnóstico utilizados.[7,8]

A morbilidade da AOS relaciona-se principalmente com o sistema cardiovascular.[9] Estudos epidemiológicos rigorosos demonstraram que a apneia do sono é um fator de risco para o desenvolvimento de hipertensão arterial, independentemente da obesidade associada, do consumo de álcool, do sexo e da idade. Estudos em animais mostraram que a apneia causa hipertensão arterial, que é reversível com tratamento. Os doentes com AOS têm significativamente mais hipertensão, doença cardíaca isquémica e doença cerebrovascular do que os indivíduos sem AOS. No entanto, os doentes com AOS têm uma elevada incidência de outros factores de risco cardiovascular coexistentes, como a obesidade, a hiperlipidemia, o aumento da idade, a história de tabagismo e a ingestão excessiva de álcool, o que potencialmente confunde a identificação de uma associação independente entre a AOS e a doença cardio-vascular.[9,10,11,12]

A relação entre a síndrome da apneia/hipopneia obstrutiva do sono (SAHOS) e o acidente vascular cerebral (AVC) ainda está em discussão, mas cada vez mais provas demonstram que a SAHOS é um fator de risco independente para o AVC.[13,18]

Entre outras consequências da apneia do sono, foram recentemente documentadas a sonolência diurna excessiva (SDE), o défice cognitivo, a incapacidade de conduzir um veículo motorizado e o aumento da taxa de acidentes de viação[17,19] . O risco relativo de o doente sofrer um acidente é 2,3 a 7,3 vezes superior ao dos indivíduos não apneicos.

Uma série de estudos recentes concordam que os doentes com SAHOS têm uma qualidade de vida reduzida.[20] Existe uma associação clara entre as cefaleias e os distúrbios do sono, especialmente as cefaleias que ocorrem durante a noite ou de manhã cedo. No entanto, a causa e o efeito desta relação não são claros.[21,22] Os doentes com cefaleias também referem mais sintomas diurnos, como fadiga, cansaço ou sonolência. Estes sintomas contribuem para a redução da sua qualidade de vida. Vale a pena identificar as perturbações do sono relacionadas com a respiração em doentes com cefaleias crónicas, uma vez que a melhoria da cefaleia pode seguir-se ao tratamento das perturbações do sono neste grupo.[21]

A AOS afecta principalmente indivíduos de meia-idade, resultando num aumento dos custos de saúde e na perda de dias de trabalho.[22]

REVISÃO DA LITERATURA

1) **SMITH PL 1985** Estudou que; a apneia obstrutiva do sono foi encontrada principalmente em homens obesos, de meia-idade e diminuir o peso é por vezes difícil, mas os seus benefícios significativos podem ser alcançados. Se a manutenção da perda de peso crónica seria provável em doentes com maior alívio sintomático. Uma vez que pequenas quantidades de perda de peso melhoram as manifestações fisiológicas e clínicas da apneia obstrutiva do sono, a perda de peso é preferível a grandes intervenções cirúrgicas e a certos tipos de terapia médica, como a farmacológica ou a pressão positiva constante nas vias aéreas, que podem estar associadas a efeitos secundários, riscos ou alterações nos hábitos de sono. Apesar da compreensão incompleta de como a perda de peso mínima pode melhorar significativamente, os nossos resultados fornecem uma abordagem razoável para o tratamento inicial de pacientes com apneia do sono moderadamente grave.[26]

2) **EUGENE C. FLETCHER ET AL 1985** Concluiu que a apneia do sono está associada à hipertensão sistémica em até 30% dos homens hipertensos de meia-idade e idosos. O tratamento dos distúrbios respiratórios relacionados com o sono resultou na remissão da hipertensão em homens cujo índice de apneia foi reduzido para menos de dez eventos por hora. Os sintomas detectados por um questionário sobre o comportamento do sono não detectaram os homens com apneia. O significado clínico desses achados deve ser determinado por estudos posteriores. Atualmente, não defendemos o uso rotineiro de estudos formais do sono em todos os doentes hipertensos, porque o custo seria proibitivo quando o controlo bem sucedido da hipertensão pode ser alcançado com o uso de medicação anti-hipertensiva simples. Os médicos que tratam de doentes com hipertensão primária devem estar cientes de que a apneia do sono é mais frequente nesta população e, muitas vezes, não apresenta sintomas óbvios. Deve ser feita uma anamnese cuidadosa em relação ao sono para detetar doentes com apneias mais graves que possam ser sintomáticos e necessitem de terapêutica para a apneia.[13]

3) **HEIKKI PALOMAKI 1991** Concluiu que parece existir uma associação entre a história de ressonar e o enfarte cerebral. O mecanismo desta associação permanece desconhecido, mas uma explicação possível é a maior prevalência de uma síndrome de apneia obstrutiva do sono entre os que ressonam do que entre os que ressonam apenas ocasionalmente.[11]

4) **RONALD R. GRUNSTEIN ET AL 1991** Indicou que a apneia do sono pode ser outra causa importante de hipertensão. Esta teoria é apoiada pela observação de que a hipertensão ocorre em mais de 50% dos doentes com apneia do sono que não têm acromegalia, possivelmente causada pelo aumento da atividade simpática induzida pela asfixia repetitiva. A apneia do sono está também associada a um aumento da doença cardiovascular e da mortalidade. Tendo em conta estes achados, a apneia do sono pode ser um fator no aumento da incidência de mortes cardiorrespiratórias observadas anteriormente na acromegalia e o seu diagnóstico e tratamento devem ser considerados na avaliação global desta doença.[15]

5) **JOHNS MW 1991** Verificou que a ESS (escala de sonolência de Epworth) pressupõe que os indivíduos se lembram se dormiram ou não e em que circunstâncias durante o dia como parte do seu "modo de vida habitual nos últimos tempos". Os resultados actuais sugerem que a maioria dos doentes pode fornecer auto-relatos significativos sobre este aspeto do seu comportamento e que as suas pontuações na ESS fornecem uma medida do seu nível geral de sonolência diurna, desde níveis baixos a níveis muito elevados.[46]

6) **J. MONTPLAISIR ET AL 1992** Concluiu que a síndrome da apneia obstrutiva do sono (SAOS) é caracterizada por apneias recorrentes durante o sono, resultando em episódios hipoxémicos repetitivos e numa interrupção constante do padrão normal do sono. O comprometimento da vigilância e os défices neuropsicológicos estão entre os principais sintomas observados nesta condição. Uma das principais questões neste campo diz respeito às interações recíprocas entre a hipoxemia nocturna, a perturbação do sono, a sonolência diurna excessiva e os défices cognitivos. Os resultados deste estudo sugerem que o comprometimento da vigilância é atribuível principalmente à hipoxemia nocturna. No entanto, nos défices cognitivos, a hipoxemia parece desempenhar um papel importante nas tarefas executivas e psicomotoras, ao passo que as funções de atenção e memória parecem estar relacionadas com o comprometimento da vigilância. Após o tratamento, os défices relacionados com a hipoxemia e algum grau de sonolência persistem. Estes resultados levantam a possibilidade de uma lesão anóxica irreversível do sistema nervoso central (SNC) na SAOS grave.[30]

7) **EVA AZAGRA-CALERO ET AL 1992** Afirmou que a síndrome da apneia e hipopneia obstrutiva do sono é caracterizada pelo colapso repetido das vias aéreas

durante o sono. A literatura descreve múltiplas causas para a doença. A principal causa é a redução das forças de expansão dos músculos dilatadores da faringe, como nas situações de disfunção do músculo genioglosso, e a descoordenação entre a atividade inspiratória do músculo e o esforço respiratório, que desempenham um papel importante na progressão da doença.

Outras causas descritas são as alterações dos tecidos moles, como a macroglossia ou a hipertrofia das amígdalas, e as alterações estruturais do esqueleto, como a micrognatia e a retrognatia. A síndrome é também mais frequente em pessoas obesas, onde a acumulação de gordura na região do pescoço produz um estreitamento da via aérea faríngea, diminuindo assim a passagem do ar.[31]

8) **W. KEITH THORNTON ET AL 1996** Afirmou que existem muitas formas diferentes de tratamento não cirúrgico para a apneia obstrutiva do sono. Algumas podem ser usadas independentemente umas das outras; outras podem ser usadas como parte de um plano de tratamento global. O importante para o profissional é desenvolver um novo paradigma para o diagnóstico e tratamento desse distúrbio. Esse paradigma deve reconhecer as modalidades disponíveis e prescrever uma sequência lógica para o tratamento. A terapia com aparelhos orais deve fazer parte desse paradigma. A maioria dos pacientes procura tratamento para o ronco por causa das repercussões sociais, e apenas alguns reconhecem as conseqüências da AOS que ameaçam a vida. A terapia com aparelhos orais oferece um método económico e de fácil utilização para combater esta doença.[33]

9) **KINGMAN P. STROHL ET AL 1996** Concluiu que a AOS é comum na comunidade e que cerca de 2 a 5% da população preenche os critérios mínimos de doença clínica. Existem bolsas de maior prevalência tanto de AOS aumentada como de problemas atribuíveis à AOS. Pouco se sabe sobre a prevalência nas mulheres ou nas crianças, nas quais as actuais abordagens de deteção de casos parecem ser menos eficientes. Por último, os estudos sobre a AOS têm sido em grande parte transversais e estão sujeitos às limitações desta abordagem. Existe pouca informação disponível sobre a história natural da AOS não tratada ou sobre os sintomas que a acompanham. Estas são grandes lacunas no conhecimento e questões importantes para a compreensão da fisiopatologia e para a conceção de medidas de prevenção para o espetro de doenças relacionadas com a AOS.[7]

10) **TERRY YOUNG ET AL 1997** Indicou que, mesmo para uma população com acesso a uma clínica de distúrbios do sono, é provável que pelo menos 80% de toda a SAS moderada a grave em homens e mulheres de meia-idade não seja detectada. Esta estimativa constitui um ponto de partida para o debate sobre a política de saúde no que respeita à resposta adequada à elevada prevalência da apneia do sono na população. No entanto, os resultados não podem ser extrapolados para os adultos mais velhos, para os quais a apneia do sono pode ter ainda menos probabilidades de ser diagnosticada. Apesar de apenas o sexo masculino e a idade serem correlações estatisticamente significativas entre a SAS clinicamente diagnosticada e a não diagnosticada, os resultados sugerem que existe um viés de seleção que pode levar a cuidados injustos: as pessoas com um estatuto socioeconómico mais baixo, os não brancos e as mulheres podem ser os mais mal servidos. [17]

11) **ANDREW L. CHESSON ET AL 1997** Este artigo foi uma revisão da literatura sobre o uso da polissonografia no diagnóstico de distúrbios do sono no adulto. Baseia-se numa pesquisa na MEDLINE de janeiro de 1966 a abril de 1996. Foi revisto e aprovado pelo Conselho de Administração da Associação Americana de Perturbações do Sono e serve de base aos Parâmetros para a Prática da Medicina do Sono na América do Norte, elaborados pelo Comité de Normas de Prática da ASDA. As categorias diagnósticas analisadas são: distúrbios respiratórios relacionados com o sono; outros distúrbios respiratórios; narcolepsia; parassónias e epilepsia relacionada com o sono; síndrome das pernas inquietas e distúrbios dos movimentos periódicos dos membros; insónia; e distúrbios do ritmo circadiano do sono.[34]

12) **WHITTLE ET AL 1999** Concluiu que a diferença entre os sexos na prevalência dos distúrbios respiratórios do sono é provavelmente multifatorial. Encontrámos diferenças significativas entre homens e mulheres normais no padrão de deposição de gordura junto às vias respiratórias superiores, o que pode ser um dos factores. O maior volume global de tecidos moles do pescoço masculino, em combinação com os efeitos dinâmicos da atividade dos músculos de Vering, pode, no entanto, revelar-se de maior importância.[35]

13) **ROBERT W. RILEY ET AL 1999** Os dados relativos aos resultados do tratamento cirúrgico da apneia obstrutiva do sono baseiam-se, em geral, num seguimento a curto prazo (Quarenta pacientes submetidos a cirurgia dos tecidos moles e do esqueleto foram objeto desta revisão). Os pacientes incluídos nesta revisão foram tratados entre

1985 e 1995. Os parâmetros avaliados incluíram questões de qualidade de vida, dados polissonográficos e cefalométricos, e complicações cirúrgicas. Os dados dos resultados apresentados sugerem que o tratamento cirúrgico abrangente pode produzir resultados positivos previsíveis a longo prazo em mais de 90% dos pacientes. A variável mais importante que afecta os resultados é a quantidade de avanço esquelético.[36]

14) NETZER NC ET AL 1999 O Questionário de Berlim permite identificar os pacientes susceptíveis de sofrer de apneia do sono.[38]

15) PUSHKAR MEHRA ET AL 2000 Num artigo publicado, foram revistas as técnicas cirúrgicas comuns utilizadas no tratamento clínico de doentes com AOS, com ênfase nos procedimentos cirúrgicos de avanço dos maxilares. [41]

16) HENK BOOT ET AL 2000 Estudaram que os resultados iniciais da UPPP para a SAOS diminuem progressivamente ao longo dos anos. O ronco continuou a melhorar, embora os resultados a longo prazo tenham sido ligeiramente piores em comparação com os resultados aos 6 meses. A sonolência diurna regressou aos níveis pré-operatórios. A melhoria do ODI e as taxas de resposta definidas por diferentes critérios deterioraram-se durante o seguimento a longo prazo. A UPPP manteve-se eficaz apenas em cerca de 20% dos doentes. A melhoria do ODI foi melhor após UPPP 1 TE do que após UPPP isolada. É necessária mais investigação para identificar critérios pré-operatórios úteis para selecionar os doentes.[42]

17) PERETZ LAVIE ET AL 2000 Afirmou que a síndrome da apneia do sono está profundamente associada à hipertensão, independentemente de todos os factores de risco relevantes.[39]

18) STEFAN ENGEL ET AL 2000 A acumulação excessiva de tecido adiposo estudada está associada a alterações profundas no sistema cardiovascular, incluindo um aumento da pressão arterial sistémica. Parece agora claro que uma caraterística central da hipertensão associada à obesidade está relacionada com alterações no manuseamento do sódio que podem resultar de anomalias na atividade do sistema nervoso simpático, do sistema renina-angiotensina-aldosterona, dos péptidos natriuréticos e da função renal. Neste artigo revemos o papel destes factores no desenvolvimento da hipertensão associada à obesidade, focando assim o potencial papel do tecido adiposo nestas alterações.[40]

19) **CHERVIN RD 2000** As queixas estudadas de fadiga, cansaço ou falta de energia podem ser tão importantes como as de sonolência para os doentes com SAOS, entre os quais as mulheres parecem apresentar todas estas queixas mais frequentemente do que os homens. O diagnóstico de SAOS não deve ser excluído apenas com base na tendência de uma pessoa para dar mais importância à fadiga, ao cansaço ou à falta de energia do que à sonolência.[37]

20) **J.M. SIEGE ET AL 2001** Concluindo, os principais elementos da narcolepsia humana e genética canina e murina foram desvendados nos últimos dois anos. É evidente que as alterações no sistema da hipocretina são a causa destas perturbações. No entanto, os mecanismos sinápticos responsáveis pela elaboração dos sintomas nos narcolépticos ainda não estão claros. O esclarecimento destes mecanismos terá implicações importantes para a nossa compreensão do funcionamento normal do sistema de hipocretina e para a nossa análise da expressão dos sintomas na narcolepsia humana.[47]

21) **MARK S. ALOIA 2002** Concebeu um estudo para responder às seguintes questões sobre apneia do sono, cognição e tratamento em adultos mais velhos:

(1) Que variáveis neuropsicológicas (NP) estão diferencialmente associadas a medidas de fragmentação do sono e dessaturação de oxigénio?
(2) A utilização correta do CPAP proporciona uma vantagem cognitiva em relação à utilização não correta?
(3) O desempenho do NP na linha de base prevê a adesão aos 3 meses. Concluiu que o uso de CPAP aos 3 meses estava associado a maiores melhorias na atenção, velocidade psicomotora, funcionamento executivo e recordação atrasada não verbal.

As medidas de atenção previram o cumprimento do tratamento aos 3 meses, sugerindo que as pessoas menos vigilantes na fase inicial tinham mais probabilidades de cumprir o tratamento.[48]

22) **DEAN W. BEEBE ET AL 2002** Este artigo delineou um modelo segundo o qual a AOS causa deficiências no funcionamento cognitivo e comportamental durante o dia

através da perturbação dos processos corticais pré-frontais. O modelo foi concebido para ter em conta o quadro sintomático específico associado à AOS, para ter em conta as alterações de desenvolvimento deste quadro sintomático, para fazer a ponte entre o físico e o comportamental, para sugerir um mecanismo através do qual a perturbação nocturna pode ter efeitos no funcionamento diurno, para ser testado empiricamente, para gerar hipóteses de investigação únicas e para ter implicações práticas. Mesmo assim, o modelo é considerado preliminar e necessita de validação externa. Esperamos e acolhemos testes do modelo e modificações ou desconfirmação dos seus princípios ao longo do tempo.[49]

23) **CYNTHIA F. SALORIO ET AL 2002** Os seus resultados indicaram que os indivíduos com SAOS apresentam défices subtis numa série de capacidades neuropsicológicas que são mediadas pelo córtex frontal do cérebro. Embora o efeito do tratamento nas capacidades neuropsicológicas não tenha sido examinado no nosso estudo, trabalhos anteriores indicam que os défices de controlo executivo não melhoram após reduções da hipoxemia ou aumentos do estado de alerta relacionados com o tratamento (Bedard et al., 1993). Assim, é provável que as diminuições subtis no controlo executivo e os efeitos subsequentes na aprendizagem e na memória sejam persistentes. No entanto, é necessária mais investigação para abordar esta questão em maior pormenor.[50]

24) KIRKNESS **JP ET AL 2003** A diminuição da tensão superficial (γ) do líquido de revestimento das vias aéreas superiores (UAL) reduz as pressões de abertura (humanos anestesiados) e de fecho (coelhos anestesiados) das vias aéreas superiores. Agora levantamos a hipótese de que, em pacientes com síndrome da apneia e hipopneia obstrutiva do sono (SAHOS), a redução de γ do UAL aumentará a estabilidade das vias aéreas superiores e diminuirá a gravidade dos distúrbios respiratórios do sono.[146]

25) **KEVIN O'BRIEN ET AL 2003** Este estudo avaliou a eficácia do tratamento ortodôntico precoce com o aparelho Twin-block no desenvolvimento da má oclusão de Classe II Divisão 1. O tratamento ortodôntico precoce com o aparelho Twin-block resultou numa redução substancial do overjet das crianças com má oclusão de Classe II. Isso foi devido principalmente à mudança dentoalveolar, com um pequeno elemento de mudança esquelética favorável. A magnitude da discrepância inicial do paciente esteve relacionada com o resultado do tratamento. Esse estudo reforça os

achados de outros ensaios clínicos randomizados e controlados semelhantes, que sugerem que o tratamento precoce com aparelhos funcionais não influencia, em média, o padrão esquelético da Classe II de forma clinicamente significativa.[51]

26) **ROBERT WOLK ET AL 2003** A obesidade tem uma prevalência elevada e crescente e representa um importante problema de saúde pública. A apneia obstrutiva do sono (AOS) também é comum, afectando cerca de 15 milhões de americanos, com uma prevalência que provavelmente também está a aumentar como consequência do aumento da obesidade. Os dados epidemiológicos apoiam uma ligação entre a obesidade e a hipertensão, bem como entre a AOS e a hipertensão. Por exemplo, a AOS não tratada predispõe a um risco acrescido de nova hipertensão, e o tratamento da AOS faz baixar a pressão arterial, mesmo durante o dia. Os possíveis mecanismos pelos quais a AOS pode contribuir para a hipertensão em indivíduos obesos incluem a ativação simpática, hiperleptinemia, resistência à insulina, níveis elevados de angiotensina II e aldosterona, stress oxidativo e inflamatório, disfunção endotelial, função barorreflexa comprometida e talvez por efeitos na função renal. A coexistência de AOS e obesidade pode ter implicações mais amplas no controlo e disfunção cardiovascular em indivíduos obesos [52]

27) **TERENCE M. DAVIDSON ET AL 2003** A AOS estudada é uma consequência adversa da evolução do trato respiratório superior do homem. A fala foi um fator contribuinte substancial. Este facto tem implicações importantes para estudos futuros. Os antropólogos devem acrescentar este facto ao seu estudo das mudanças evolutivas. A investigação da genética do crescimento e desenvolvimento craniofacial, bem como da genética do crescimento e desenvolvimento da TVS, é essencial para o conhecimento atual e futuro. Talvez possamos modificar geneticamente ou criar ortodonticamente um maxilar maior ou mais largo.[23]

28) **MICHAEL FRIEDMAN ET AL 2004** Os primeiros estudos de Friedman et al. demonstraram o valor do estadiamento de pacientes com síndrome da apnéia/hipopnéia obstrutiva do sono (SAHOS) para a previsão do sucesso da uvulopalatofaringoplastia (UPPP) com base no acompanhamento de curto prazo. O objetivo do estudo era testar o valor deste sistema de estadiamento num estudo prospetivo. Claramente, os doentes com doença em estádio I tiveram a melhor taxa de sucesso, mas um protocolo seletivo baseado no estadiamento clínico melhorou a taxa de sucesso global. Além disso, eliminou como candidatos à cirurgia os doentes com probabilidade de fracasso do procedimento.[53]

29) EDWIN VERSTRAETEN ET AL 2004 Sugeriu a sonolência e a sua expressão como instabilidade do estado neurocomportamental como o fator causal primário numa explicação parcimoniosa dos défices de atenção observados em doentes com SAOS, sem necessidade de assumir uma lesão estrutural do cérebro pré-frontal.[54]

30) P M TURKINGTON ET AL 2004 Afirmou que a gravidade da obstrução das vias aéreas superiores parece estar associada a um pior resultado funcional após o AVC, aumentando a probabilidade de morte e de dependência. Os eventos respiratórios mais prolongados parecem ter um efeito maior. Estes dados sugerem que o resultado a longo prazo pode ser melhorado através da redução da obstrução das vias aéreas superiores no AVC agudo.[55]

31) EOIN P. CUMMINS ET AL 2005 Estudou que a hipoxia é uma ocorrência fisiopatológica comum com um impacto profundo no transcriptoma celular. As consequências da expressão genética induzida ou reprimida pela hipóxia têm implicações importantes em processos patológicos tão diversos como o desenvolvimento de tumores e a inflamação crónica. Embora o fator induzido pela hipóxia (HIF-1) desempenhe um papel importante no controlo da resposta transcricional ubíqua à hipóxia, é evidente que uma série de outros factores de transcrição são também activados direta ou indiretamente. Nesta revisão, discutimos exaustivamente os factores de transcrição que têm sido referidos como sendo sensíveis à hipoxia e os mecanismos de sinalização que conduzem à sua ativação. A compreensão de tais eventos aumentará o nosso conhecimento sobre a deteção de oxigénio celular.[56]

32) KAPOOR S. GAMI ET AL 2005 Estudou que as pessoas com apneia obstrutiva do sono têm um pico de morte súbita por causas cardíacas durante as horas de sono, o que contrasta notavelmente com o nadir da morte súbita por causas cardíacas durante este período em pessoas sem apneia obstrutiva do sono e na população em geral.[57]

33) SILKE RYAN ET AL 2005 Demonstrou a ativação selectiva de vias inflamatórias em detrimento de vias adaptativas na RSI e na SAOS, o que pode ser um mecanismo molecular importante da doença cardiovascular.[58]

34) NEWMAN ET AL 2005 A observação de que é mais difícil melhorar a apneia do sono diminuindo o peso do que piorar a apneia do sono aumentando o peso não deve ser interpretada como uma redução da ênfase no controlo do peso para a prevenção ou tratamento dos DRS. Além disso, a importância da obesidade como um fator de risco para DRS em mulheres não deve ser minimizada. Embora as mulheres pareçam ter um padrão e uma história natural de DRS diferentes dos homens, as suas condições são ainda muito mais frequentemente sub-reconhecidas e subdiagnosticadas do que as dos homens. A obesidade continua a ser o principal fator de risco para os DRS, tanto nos homens como nas mulheres.[59]

35) KAPUR VK ET AL 2005 O estudo destaca que, embora a sonolência subjectiva seja um correlato comum dos DRS, está presente apenas numa minoria de indivíduos com DRS moderado a grave. Para além da gravidade dos DRS, as condições coexistentes, em particular a privação parcial do sono, a insónia, a doença pulmonar obstrutiva e o despertar com cãibras e movimentos nas pernas, são importantes correlatos da sonolência.[60]

36) AUNG K. HTOO ET AL 2006 Forneceu provas da ativação do fator de transcrição pró-inflamatório NBC na AOS. Esta descoberta dá mais apoio a uma hipótese emergente que postula que a AOS contribui para as doenças cardiovasculares através do aumento da inflamação sistémica. Foi postulado que a hipóxia intermitente associada a apneias obstrutivas recorrentes é uma caraterística fisiopatológica crucial da AOS que gera um aumento das ROS. Estes radicais livres podem então ativar factores de transcrição sensíveis aos oxidantes, como o NF-db. Como resultado, a produção de mediadores pró-inflamatórios e de moléculas de adesão aumenta, para além da ativação de neutrófilos e de células endoteliais. O aumento da adesão de células inflamatórias activadas ao endotélio é um fator importante que contribui para a disfunção endotelial e a aterogénese. Assim, a ativação do NF-dB pode desempenhar um papel central na ligação entre as caraterísticas fisiopatológicas da AOS e as consequências cardiovasculares adversas.[61]

37) T L GILES ET AL 2006 Afirmou que o CPAP é eficaz na redução dos sintomas de sonolência e na melhoria das medidas de qualidade de vida em pessoas com apneia obstrutiva do sono (AOS) moderada e grave. É mais eficaz do que os aparelhos orais na redução dos distúrbios respiratórios nestas pessoas, mas os resultados subjectivos são mais ambíguos. Algumas pessoas tendem a preferir os aparelhos orais ao CPAP quando ambos são eficazes. Isto pode dever-se ao facto de estes oferecerem uma forma mais conveniente de controlar a AOS. Os dados a curto prazo indicam que o CPAP conduz a uma pressão arterial mais baixa do que nos controlos. São necessários dados a longo prazo para todos os resultados, de modo a determinar se os benefícios iniciais observados nos ensaios clínicos a curto prazo se mantêm.[62]

38) CA KUSHIDA ET AL 2007 Em resposta ao crescente reconhecimento da apneia obstrutiva do sono como uma condição médica importante e ao surgimento de novas terapias interessantes, esta fonte em 2 volumes examina as caraterísticas clínicas, as comorbilidades e o impacto da AOS nos sistemas biológicos dos doentes.[1]

39) W.T. MCNICHOLAS ET AL 2007 Afirmou que existem provas consideráveis que apoiam uma associação independente entre a síndrome da apneia obstrutiva do sono (SAOS) e as doenças cardiovasculares, que é particularmente forte no caso da hipertensão arterial sistémica e crescente no caso da doença cardíaca isquémica, do acidente vascular cerebral, da insuficiência cardíaca, da fibrilhação auricular e da morte súbita cardíaca. A patogénese da doença cardiovascular na SAOS ainda não está completamente esclarecida, mas é provável que seja multifatorial, envolvendo uma gama diversificada de mecanismos, incluindo a hiperatividade do sistema nervoso simpático, a ativação selectiva de vias moleculares inflamatórias, a disfunção endotelial, a coagulação anormal e a desregulação metabólica, esta última envolvendo particularmente a resistência à insulina e o metabolismo lipídico desordenado. O presente relatório, que resultou de uma ação da Cooperação da União Europeia no domínio da Investigação Científica e Técnica (COST) sobre a SAOS (COST B26), analisa as provas actuais de uma associação independente e propõe prioridades de investigação para identificar os mecanismos subjacentes envolvidos, com vista a identificar novas estratégias terapêuticas.[63]

40) SARAH ITZHAKI ET AL 2007 O Herbst MAS pode ser um tratamento moderadamente eficaz a longo prazo para pacientes com AOS. A FE melhorou para níveis que não foram significativamente diferentes dos níveis de referência, embora os eventos apneicos não tenham sido completamente eliminados. Consideramos que estes dados são encorajadores e que justificam a realização de estudos controlados aleatórios de maior dimensão.[64]

41) LAUNOIS SH, PÉPIN JL, LÉVY P 2007 Concluiu-se que ainda não está claro se a apneia do sono no idoso representa uma entidade específica ou se é a mesma doença que nos indivíduos mais jovens, com algumas caraterísticas distintivas, e que merece mais investigação clínica. As queixas relacionadas com o sono, as doenças cardiovasculares, o défice cognitivo, os acidentes de viação e as quedas repetidas devem motivar uma avaliação por um especialista do sono. Se for indicado um estudo do sono, deve ser incluído nos parâmetros registados um marcador fiável dos esforços respiratórios e um EMG tibial. Os critérios de diagnóstico e de gravidade devem ser revistos nos idosos? A evidência de um resultado diferente em doentes jovens e idosos com DRS é atualmente inconclusiva, à exceção do campo cardiovascular, onde tanto a morbilidade como a mortalidade parecem ser menores. Claramente, as alterações nos critérios devem ser suspensas até que sejam efectuados estudos de resultados cuidadosamente concebidos nos idosos. Uma conclusão semelhante aplica-se à indicação do tratamento. O tratamento de um doente idoso sintomático não deve ser recusado com base na idade, uma vez que as consequências dos DRS, nomeadamente as consequências neuropsicológicas, podem ser tão graves neste grupo etário como nos doentes mais jovens.[65]

42) **VALIPOUR A ET AL 2007** Observou diferenças significativas relacionadas com o género na apresentação de sintomas de doentes com distúrbios respiratórios do sono a um nível terciário. Estas diferenças devem ser tidas em consideração na avaliação clínica de mulheres com suspeita de distúrbios respiratórios do sono.[66]

43) **MULGREW AT ET AL 2007** Afirmou que, no tratamento inicial de doentes com uma probabilidade elevada de apneia obstrutiva do sono, a PSG não confere qualquer vantagem sobre a abordagem ambulatória em termos de diagnóstico e titulação do CPAP. A abordagem ambulatorial pode melhorar a adesão ao tratamento. Quando o acesso à PSG é inadequado, a abordagem ambulatória pode ser utilizada para acelerar o tratamento dos doentes que mais necessitam de tratamento.[67]

44) **CONSELHO SUECO DE AVALIAÇÃO DAS TECNOLOGIAS DA SAÚDE (SBU) SÍNDROME DA APNEIA OBSTRUTIVA DO SONO: A SYSTEMATIC LITERATURE REVIEW; 2007** A síndrome da apneia obstrutiva do sono está associada a doenças cardiovasculares, incluindo acidentes vasculares cerebrais e morte prematura nos homens (evidência científica moderadamente forte). Não existem provas suficientes para as mulheres. Não existe evidência científica suficiente de uma

relação entre a síndrome da apneia obstrutiva do sono e a hipertensão arterial ou a diabetes mellitus. O índice de apneia-hipopneia (IAH) apresenta uma boa concordância entre duas noites de registos polissonográficos (evidência científica moderadamente forte).

1. Os dispositivos portáteis com pontuação manual, incluindo o fluxo de ar, os movimentos respiratórios e a oximetria de pulso durante uma noite de sono, têm uma elevada sensibilidade e especificidade para identificar um índice patológico de apneia-hipopneia, em comparação com a polissonografia (forte evidência científica). A pontuação automática dos resultados dos dispositivos portáteis tem uma sensibilidade elevada e identifica a maioria dos doentes com um índice de apneia-hipopneia patológico, mas a especificidade é baixa (evidência científica forte). Os programas de avaliação automática não podem avaliar o tempo de sono e não é claro se estes programas podem diferenciar apneias obstrutivas de apneias centrais.[3]

45) FRANCES CHUNG ET AL 2008: Estudaram o questionário STOP, uma ferramenta de rastreio da AOS concisa e fácil de utilizar. Foi desenvolvido e validado em doentes cirúrgicos em clínicas pré-operatórias. Combinado com o índice de massa corporal, a idade, o tamanho do pescoço e o género, teve uma sensibilidade elevada, especialmente para os doentes com AOS moderada a grave.[68]

46) MORGENTHALER TI ET AL 2008 Recomendou que:

(1) Os dispositivos APAP não são recomendados para diagnosticar a AOS;

(2) os doentes com insuficiência cardíaca congestiva, os doentes com doença pulmonar significativa, como a doença pulmonar obstrutiva crónica; os doentes que se prevê terem dessaturação nocturna da oxihemoglobina arterial devido a outras condições que não a AOS (por exemplo, a síndrome de hipoventilação da obesidade); os doentes que não ressonam (naturalmente ou em resultado de cirurgia ao palato); e os doentes com síndromes de apneia central do sono não são atualmente candidatos à titulação ou tratamento com APAP;

(3) Os dispositivos APAP não são atualmente recomendados para a titulação de noites alternadas;

(4) determinados dispositivos APAP podem ser utilizados durante a titulação assistida com polissonografia para identificar uma pressão única a utilizar com o CPAP normal para o tratamento da AOS moderada a grave;

(5) determinados dispositivos APAP podem ser iniciados e utilizados no modo de auto-ajuste para o tratamento não assistido de doentes com AOS moderada a grave sem comorbilidades significativas (ICC, DPOC, síndromes de apneia central do sono ou síndromes de hipoventilação);

(6) certos dispositivos APAP podem ser utilizados de forma não assistida para determinar uma pressão fixa de tratamento CPAP para pacientes com AOS moderada a grave sem comorbilidades significativas (ICC, DPOC, síndromes de apneia central do sono ou síndromes de hipoventilação).[69]

47) RICHARD S.T. LEUNG ET AL 2009 Concluiu-se que existem inúmeros mecanismos pelos quais a respiração influencia imediatamente o sistema nervoso autónomo. Estes incluem a inibição central do eferente vagal cardíaco pela atividade respiratória inspiratória e uma série de mecanismos periféricos, incluindo reflexos relacionados com a insuflação pulmonar e descarga de barorreceptores ou quimiorreceptores. Alguns ou todos estes mecanismos podem ser relevantes para as oscilações cardíacas resultantes da apneia do sono. A fase apnéica da AOS é marcada por esforços respiratórios frustrados de magnitude crescente que provocam uma forte resposta simpática devido aos efeitos do acoplamento simpático respiratório central, aos efeitos sinérgicos da hipóxia e da hipercapnia e à falta concomitante de inibição simpática dos reflexos normais de insuflação pulmonar. Os reflexos locais de estiramento cardíaco e os barorreflexos também podem ter um papel importante. Considerações semelhantes aplicam-se à ACS, exceto que, devido ao atraso circulatório na insuficiência cardíaca, o impulso respiratório, a estimulação dos quimiorreceptores e, implicitamente, a excitação simpática são maiores durante a hiperpneia do que durante a apneia.[70]

48) S RYAN ET AL 2009 Afirmou que a síndrome da apneia obstrutiva do sono (SAOS) é uma doença altamente prevalente e é reconhecida como um importante fardo para a saúde pública. Estudos epidemiológicos em grande escala demonstraram uma relação independente entre a SAOS e várias doenças cardiovasculares. A patogénese das complicações cardiovasculares na SAOS não está completamente esclarecida, mas é provável que a etiologia seja multifatorial. Os processos inflamatórios emergiram como críticos na patogénese da aterosclerose em todas as fases da formação do ateroma. Os níveis aumentados de vários marcadores circulantes de inflamação, incluindo o fator de necrose tumoral a (Tonfa), a interleucina 6 (IL6), a IL-8 e a proteína C-reactiva (PCR), têm sido referidos como estando associados a um futuro risco cardiovascular. Há cada vez mais provas da existência de marcadores inflamatórios elevados na SAOS, com uma redução significativa após um tratamento eficaz com pressão positiva contínua nas vias respiratórias. Esta evidência é particularmente forte para a Tonfa, enquanto os estudos sobre a IL6 e a PCR produziram resultados contraditórios, possivelmente devido aos efeitos de confusão da obesidade. Estudos em culturas celulares e em animais contribuíram significativamente para a nossa compreensão dos mecanismos subjacentes à associação entre a SAOS e a inflamação. A hipóxia intermitente é a caraterística principal da SAOS. Esta revisão fornece uma análise crítica da evidência atual de uma associação entre a SAOS, a inflamação e as doenças cardiovasculares, discute os mecanismos básicos que podem ser responsáveis por esta associação e propõe possibilidades de investigação futura.[71]

49) **ANDREW S.L. CHAN ET AL 2009** Os parâmetros práticos da AASM recomendam a utilização de aparelhos orais para AOS ligeira a moderada, ou para doentes com AOS grave que não toleram CPAP ou recusam o tratamento com CPAP. Existem provas sólidas da eficácia dos aparelhos orais para melhorar os índices polissonográficos e modificar o risco para a saúde associado à AOS. Embora não sejam tão eficazes como o CPAP, os aparelhos orais são frequentemente considerados pelos doentes como um tratamento mais aceitável. Este facto tem o potencial de se traduzir numa melhor adesão ao tratamento e pode proporcionar um nível semelhante de eficácia na prática clínica. É necessária mais investigação para abordar uma série de questões não resolvidas, incluindo a influência da conceção do dispositivo, os procedimentos de titulação, a previsão do resultado do tratamento, a eficácia clínica dos aparelhos orais para modificar as consequências adversas para a saúde da AOS e os efeitos adversos a longo prazo.[72]

50) **DANIEL L. STADLER ET AL 2009** Estudo que demonstrou um efeito direto da compressão abdominal na colapsabilidade dos AU durante o sono. Os resultados apoiam e alargam trabalhos anteriores que demonstram os efeitos prejudiciais da redução do volume pulmonar na permeabilidade do AU e sugerem que o aumento da PIA com a obesidade pode ter um impacto negativo na função do AU. Embora a PIA

pareça ser o fator dominante mais provável subjacente a estes efeitos, são necessários mais estudos para elucidar melhor os mecanismos subjacentes a estes resultados.[27]

51) EPSTEIN LJ ET AL 2009 Em 1999, os Institutos de Medicina recomendaram que as sociedades profissionais elevassem o padrão de prática, melhorassem os resultados clínicos e melhorassem a segurança do paciente por meio do desenvolvimento de diretrizes práticas.29 Esta diretriz clínica reúne as recomendações dos parâmetros de prática baseados em evidências da Academia Americana de Medicina do Sono, juntamente com recomendações de consenso de melhores práticas de especialistas clínicos onde ainda não existem diretrizes baseadas em evidências. Os profissionais devem usar esta diretriz como modelo para desenvolver um programa de tratamento abrangente para pacientes com AOS.[73]

52) EDWARDS BA ET AL 2010 Os efeitos estudados do envelhecimento no sono são importantes para o pneumologista devido ao aumento da prevalência das principais doenças respiratórias, bem como às alterações normais que ocorrem nos padrões de sono com o envelhecimento. Normalmente, o envelhecimento está associado a uma diminuição da quantidade de sono de ondas lentas e a um aumento do sono de movimentos oculares não rápidos nos estádios 1 e 2, frequentemente atribuído a um maior número de despertares espontâneos que ocorrem nos idosos. Os idosos tendem a adormecer mais cedo à noite e a acordar mais cedo devido a um avanço de fase no seu ciclo normal de sono circadiano.

Além disso, o desenvolvimento de distúrbios respiratórios relacionados com o sono, como a apneia obstrutiva do sono (AOS) e a apneia central do sono ou respiração de Cheyne-Stokes (CSA-CSR) associada à insuficiência cardíaca congestiva (ICC), ocorre com uma prevalência crescente nos idosos. O desenvolvimento destas perturbações é frequentemente motivo de grande preocupação, uma vez que estão associadas à hipertensão sistémica e a doenças cardiovasculares, a perturbações metabólicas, como a diabetes, e a problemas de neurocognição.

A presente revisão reflecte o conhecimento atual das alterações normais dos padrões e necessidades de sono com o avançar da idade, bem como o efeito que o envelhecimento tem na predisposição e nas consequências da AOS e da CSA-RSC associadas à ICC.[74]

53) LEE RW ET AL 2010 Demonstrou que existe uma relação entre as dimensões da superfície facial e as estruturas das vias aéreas superiores em indivíduos com AOS. As medidas faciais de superfície captam informações fenotípicas que se relacionam com medidas de obesidade e anatomia das vias aéreas superiores. A relativa simplicidade na obtenção de medições faciais de superfície pode constituir uma nova abordagem para a fenotipagem anatómica em investigações futuras.[75]

54) SUSHMITA PAMIDI ET AL 2010 Explicação A AOS é um distúrbio do sono tratável que é comum em indivíduos com excesso de peso e obesidade. As evidências actuais apoiam uma associação robusta entre a AOS e a resistência à insulina, a intolerância à glicose e o risco de diabetes tipo 2, independentemente da obesidade. Até 83% dos doentes com diabetes tipo 2 sofrem de AOS não reconhecida e o aumento da gravidade da AOS está independentemente associado a um pior controlo da glicose. As evidências de modelos animais e humanos que imitam a AOS apoiam um potencial papel causal da AOS na alteração do metabolismo da glucose. Ainda são necessários ensaios clínicos prospectivos e aleatórios robustos para testar a hipótese de que o tratamento eficaz da AOS pode prevenir o desenvolvimento da diabetes tipo 2 e das suas complicações, ou reduzir a sua gravidade. A diabetes tipo 2 está a ocorrer a taxas alarmantes em todo o mundo e, apesar das opções de tratamento disponíveis, o fardo económico e de saúde pública desta epidemia continua a ser enorme. A AOS pode representar um fator de risco novo e modificável para o desenvolvimento de pré-diabetes e diabetes tipo 2.[76]

55) JEROME A DEMPSEY ET AL 2010 Resumindo, a hipóxia intermitente, que modela os padrões de oxigenação da apneia do sono moderada-grave, lesiona populações selecionadas de neurónios, incluindo os motoneurónios hipocampais, catecolaminérgicos activos em vigília e os motoneurónios hipoglosso e facial das vias aéreas superiores. É altura de transpor estas descobertas para estudos em seres humanos, examinando o tecido cerebral de indivíduos com e sem AOS que morreram subitamente sem um diagnóstico neurológico específico. Como exploração inicial, justifica-se o enfoque nos grupos acima referidos. À luz dos mecanismos descobertos nos neurónios da vigília e nos neurónios motores, a ativação destas vias deve também ser examinada em seres humanos para começar a identificar vias terapêuticas promissoras para a prevenção e, possivelmente, para a reversão parcial destas lesões.[22]

56) MH KRYGER ET AL 2010 Fornece a orientação abrangente e fiável de que necessita para diagnosticar e gerir eficazmente até os distúrbios do sono mais difíceis. Actualizações sobre genética e ritmos circadianos, saúde ocupacional, sono em pessoas idosas, memória e sono, exame físico do paciente, insónias comórbidas e muito mais mantêm-no atualizado sobre as áreas mais recentes do campo.[12]

57) NICK A. ANTIC ET AL 2011 Sugeriu que uma maior percentagem de doentes atinge o funcionamento normal com uma duração de utilização do CPAP noturno mais longa, mas uma proporção substancial de doentes não normaliza as respostas neurocomportamentais apesar da utilização aparentemente adequada do CPAP. Assim, é crucial avaliar adequadamente os pacientes após a terapia com CPAP e procurar etiologias e tratamentos alternativos para quaisquer anormalidades residuais.[77]

58) CARSKADON, M. AN ET AL 2011 O sono humano normal compreende dois estados - o sono de movimento rápido dos olhos (REM) e o sono não REM (NREM) - que se alternam ciclicamente ao longo de um episódio de sono. As alterações relacionadas com a idade também são previsíveis: Os recém-nascidos entram no sono REM (chamado sono ativo) antes do sono NREM (chamado sono calmo) e têm um ciclo de sono mais curto (aproximadamente 50 minutos); à medida que o cérebro amadurece, surgem fases de sono coerentes durante o primeiro ano. Uma apreciação clara das caraterísticas normais do sono fornece uma base sólida e um modelo para a compreensão das condições clínicas em que as caraterísticas "normais" estão alteradas, bem como para a interpretação de certas consequências das perturbações do sono. Neste capítulo, o padrão normal de sono do adulto jovem é descrito como um padrão de base de trabalho. As alterações normativas devidas ao envelhecimento e a outros factores são descritas tendo em conta esse contexto. Vários dos principais distúrbios do sono são destacados por suas diferenças em relação ao padrão normativo.[13]

59) EDUARDO ESPINAR-ESCALONA 2012 Revisão da patogénese, epidemiologia, principais caraterísticas e diagnóstico da doença, e sobre as suas principais formas de tratamento.[78]

60) PAUL E. PEPPARD ET AL 2012 Forneceu estimativas actualizadas da prevalência de DRS nos EUA por idade, sexo e estratos de IMC, e os nossos resultados sugerem que as taxas de prevalência em adultos de meia-idade aumentaram substancialmente nas últimas décadas. Além da prevalência atual de DRS, nossos resultados e abordagem podem ser usados para estimar a prevalência futura de DRS se houver mais alterações nas distribuições populacionais de sobrepeso e obesidade. Esta informação é essencial para os sectores clínico e de saúde pública, devido ao crescente peso dos DRS na população, à possibilidade de tratamento dos DRS e às inúmeras consequências negativas para a saúde dos DRS não tratados.[79]

61) JOSÉ M. MARIN ET AL 2012 A hipertensão sistémica declarada é prevalente entre os doentes com apneia obstrutiva do sono (AOS). Estudos de curto prazo indicam que a terapia com pressão positiva contínua nas vias aéreas (CPAP) reduz a pressão arterial em pacientes com hipertensão e AOS. Em comparação com participantes sem AOS, a presença de AOS foi associada a um aumento do risco ajustado de hipertensão incidente; no entanto, o tratamento com terapia CPAP foi associado a um menor risco de hipertensão.[80]

62) CRAIG L. PHILLIPS ET AL 2012 Este estudo de curto prazo demonstrou que os resultados de saúde em pacientes com AOS moderada a grave foram semelhantes após o tratamento com CPAP e MAD. Os resultados são provavelmente explicados pelo facto de a maior eficácia do CPAP ser compensada por uma adesão inferior em relação ao DAM, resultando num IAH de "tratamento" semelhante com cada dispositivo. Esses achados desafiam fortemente os parâmetros da prática atual que recomendam que o tratamento com DAM deve ser considerado apenas em pacientes com AOS leve a moderada ou naqueles que falharam ou recusaram o tratamento com CPAP. Os nossos resultados fornecem uma forte justificação para um estudo de eficácia comparativa a longo prazo destas duas modalidades de tratamento. Espera-se que tais estudos permitam uma abordagem rigorosa baseada em provas para alterar as actuais recomendações de tratamento.[81]

63) JOHN B. DIXON ET AL 2012 Concluiu que, num grupo de pacientes obesos com AOS, a utilização de cirurgia bariátrica em comparação com a terapia convencional de perda de peso não resultou numa redução estatisticamente maior do IAH, apesar das grandes diferenças na perda de peso.[82]

64) MARIE MARKLUND ET AL 2012 Declarado Os dispositivos MAD feitos à medida reduzem o índice de apneia/hipopneia (IAH) e a sonolência diurna em comparação com dispositivos placebo. O CPAP diminui mais eficazmente o IAH, enquanto os dados crescentes sugerem resultados bastante semelhantes em relação aos sintomas e à saúde cardiovascular destes tratamentos. Os pacientes geralmente preferem os DAMs ao CPAP. Os casos mais ligeiros e os doentes com um aumento comprovado do tamanho das vias respiratórias superiores em resultado do avanço mandibular têm maior probabilidade de sucesso no tratamento com os DAEM. Tem sido recomendado um dispositivo personalizado titulado a partir de um avanço mandibular inicial de 50% do máximo. É necessária mais investigação para definir os doentes que beneficiarão do tratamento com DAM em comparação com o CPAP, em termos dos efeitos nos distúrbios respiratórios do sono e noutras doenças relacionadas com a AOS. Os DAM são recomendados para doentes com AOS ligeira a moderada (Nível de Recomendação A) e para aqueles que não toleram o CPAP. O tratamento deve ser acompanhado e o dispositivo ajustado ou trocado em função dos resultados.[83]

65) EVA AZHAGAR-CALERO ET AL 2012 A síndrome da apneia e hipopneia obstrutiva do sono é caracterizada pelo colapso repetido das vias aéreas durante o sono. A literatura descreve múltiplas causas para a doença. A principal causa é a redução das forças de expansão dos músculos dilatadores da faringe, como nas situações de disfunção do músculo genioglosso, e a descoordenação entre a atividade inspiratória do músculo e o esforço respiratório, que desempenham um papel importante na progressão da doença. Outras causas descritas são as alterações dos tecidos moles, como a macroglossia ou a hipertrofia amigdalina, e as alterações estruturais esqueléticas, como a micrognatia e a retrognatia. A síndrome é também mais frequente em pessoas obesas, onde a acumulação de gordura na região do pescoço produz um estreitamento da via aérea faríngea, diminuindo assim a passagem de ar. Esta revisão incide sobre a patogénese, epidemiologia, principais caraterísticas e diagnóstico da doença, bem como sobre as suas principais formas de tratamento.[8]

66) SÜLEYMAN AHBAB ET AL 2013 Neste estudo, o perímetro do pescoço em doentes com SAOS grave foi significativamente mais elevado do que em doentes com SAOS não grave. A prevalência da síndrome metabólica não foi correlacionada com

a gravidade da SAOS. O perímetro do pescoço é um fator de risco independente para
a   SAOS   grave.
Este estudo foi realizado para avaliar a circunferência do pescoço (CP) e os
parâmetros da síndrome metabólica (SM) em doentes com síndrome da apneia
obstrutiva do sono (SAOS) grave e não grave (ligeira-moderada) de acordo com o
índice de apneia-hipopneia (IAH).[16]

67) KEVIN P. GRACE ET AL 2013 As evidências no estudo do artigo sugerem que a
inibição motora produzida pela ativação dos canais GIRK mediada por receptores
muscarínicos é o principal mecanismo de supressão do músculo genioglosso que opera
no pool motor hipoglosso durante o sono REM.[24]

68) TERRY YOUNG ET AL 2013 Afirmou que existe uma relação dose-resposta entre
os distúrbios respiratórios do sono e a pressão arterial, independentemente dos factores
de confusão conhecidos. Se for causal, a alta prevalência de distúrbios respiratórios
do sono pode ser responsável pela hipertensão num número substancial de adultos nos
Estados Unidos.[18]

69) DANNY J. ECKERT ET AL 2013 Explicado A escala PALM de três pontos definida
neste estudo constitui um passo inicial importante na categorização de pacientes
individuais com AOS com base em vários traços fisiopatológicos chave. O objetivo
da escala PALM é fornecer um quadro concetual que estimule futuros testes de
hipóteses de terapias que visem mecanismos subjacentes específicos nos indivíduos.
Em última análise, são necessárias novas abordagens que possam definir de forma
fácil e fiável as diferentes caraterísticas fenotípicas na prática clínica. Um método
simplificado em que estas caraterísticas possam ser adquiridas num único estudo
noturno é uma dessas abordagens.[24]

70) MYERS KA, MR. CORRIDA M, SIMEL DL 2013 Os gases ou engasgamentos
noturnos declarados são o indicador mais fiável da apneia obstrutiva do sono, ao passo
que o ressonar não é muito específico. O exame clínico de pacientes com suspeita de
apneia obstrutiva do sono é útil para selecionar pacientes para testes mais definitivos.[5]

71) SCHWAB RJ ET AL 2013 É necessário compreender como interpretar os dados de rastreio da adesão ao CPAP. Os sistemas de monitorização do CPAP são capazes de monitorizar de forma fiável a adesão ao CPAP. A nomenclatura nos relatórios de rastreamento da adesão ao CPAP precisa ser padronizada entre os fabricantes e o fluxo de ar seria usado para descrever eventos residuais.[84]

72) PEREIRA EJ ET AL 2013 Os questionários por si só, possivelmente devido a uma dependência da sonolência como sintoma, não podem excluir de forma fiável a presença de AOS. A medição fisiológica objetiva é fundamental para o diagnóstico e exclusão da AOS.[85]

73) MOHSEN N ET AL 2014 Concluiu que existe uma diferença de género nos distúrbios respiratórios do sono em adultos, sendo que os homens têm uma AOS mais grave e predominantemente dependente da posição. Isto deve-se, em parte, a uma maior tendência para o colapso das vias aéreas com o movimento mandibular retrusivo. As mulheres, por outro lado, têm uma AOS menos grave que tende a ser menos dependente da posição. A expressão da AOS parece, em parte, estar relacionada com diferenças na ligação dos tecidos e na estabilidade inerente das vias aéreas entre homens e mulheres.[43]

74) GRAZIELA DE LUCA CANTO ET AL 2014 Realizou uma meta-análise em 11 dos artigos. Entre estes artigos, apenas um envolvia um teste que tinha uma precisão diagnóstica suficientemente boa para justificar a sua utilização como método de rastreio de DRS pediátrico, mas a sua precisão diagnóstica não era suficiente para ser considerada uma verdadeira ferramenta de diagnóstico (ou seja, um substituto para a PSG completa) para DRS pediátrico. O envolvimento dos dentistas no processo de rastreio dos DRS pediátricos pode contribuir significativamente para a saúde das crianças. O questionário identificado pode ser considerado um teste de rastreio aceitável para determinar quais as crianças que devem ser encaminhadas para um especialista em medicina do sono. O PSQ teve a melhor exatidão diagnóstica dos testes avaliados. Uma vez que não atingiu valores de diagnóstico suficientemente elevados para substituir o atual padrão de referência, a PSG, os dentistas devem utilizá-lo como uma ferramenta de rastreio para identificar DRS pediátrico. Este facto deverá melhorar o processo de encaminhamento para os especialistas pediátricos do sono.[44]

75) **SPANISH SLEEP NETWORK 2014** A prevalência da síndrome da apneia obstrutiva do sono (SAOS) em crianças obesas da população em geral é elevada. As crianças obesas devem ser rastreadas para detetar a presença de SAOS.[45]

76) **AMY S. JORDAN ET AL 2014** A apneia obstrutiva do sono é um distúrbio cada vez mais comum de colapso repetido das vias aéreas superiores durante o sono, que leva à dessaturação do oxigénio e à perturbação do sono. Os sintomas incluem ressonar, apneia testemunhada e sonolência. A patogénese é variável; os factores predisponentes incluem um lúmen pequeno das vias aéreas superiores, um controlo respiratório instável, um limiar de excitação baixo, um volume pulmonar pequeno e músculos dilatadores das vias aéreas superiores disfuncionais. Os factores de risco incluem a obesidade, o sexo masculino, a idade, a menopausa, a retenção de líquidos, a hipertrofia das amígdalas de Aden e o tabagismo. A apneia obstrutiva do sono causa sonolência, acidentes de viação e, provavelmente, hipertensão arterial sistémica. Também tem sido associada a enfarte do miocárdio, insuficiência cardíaca congestiva, acidente vascular cerebral e diabetes mellitus, embora não de forma definitiva. A pressão positiva contínua nas vias aéreas é o tratamento de eleição, com uma adesão de 60 a 70%. A pressão positiva de dois níveis nas vias aéreas ou a servo-ventilação adaptativa podem ser utilizadas em doentes intolerantes à pressão positiva contínua nas vias aéreas. Outros tratamentos incluem dispositivos dentários, cirurgia e perda de peso.[2]

77) **RICHTER ET AL 2014** Reviu os papéis de mais de 20 neuropeptídeos no sono e na vigília para lançar as bases de estudos futuros que desvendem os mecanismos subjacentes à iniciação, manutenção e saída dos estados de sono e vigília.[86]

78) **MICHAEL SATEIA ET AL 2014** Estudou que a ICSD-3 inclui sete categorias principais de distúrbios do sono: insónia, distúrbios respiratórios relacionados com o sono, distúrbios centrais de hipersonolência, DRCT, distúrbios do movimento relacionados com o sono, parassónias e outros distúrbios do sono. As principais alterações em relação à ICSD-2 incluem a consolidação da insónia crónica numa única perturbação, a divisão da narcolepsia em tipos 1 e 2 e a adição de um diagnóstico de CSA emergente do tratamento. Os critérios de diagnóstico foram revistos para muitas perturbações. É essencial que os médicos de medicina do sono e outros profissionais se familiarizem com estas alterações.[19]

79) SCOTT A SANDS ET AL 2014 Os indivíduos com excesso de peso/obesidade sem apneia têm uma estrutura das vias aéreas superiores moderadamente comprometida, que é atenuada por músculos dilatadores das vias aéreas superiores altamente reactivos para evitar a AOS. A elucidação dos mecanismos subjacentes às respostas musculares melhoradas nesta população pode fornecer pistas para novas intervenções na AOS.[25]

80) DANNY J. ECKERT ET AL 2014 Estudou que o despertar do sono tem implicações importantes para a patogénese da AOS com potenciais papéis duplos. As alterações fisiológicas imediatas que ocorrem com a excitação cortical são benéficas para aliviar rapidamente os eventos respiratórios graves e as suas consequências. Por outro lado, as alterações fisiológicas secundárias que ocorrem após a excitação são provavelmente deletérias e perpetuam uma maior instabilidade respiratória. O equilíbrio relativo entre estas influências e o seu papel na patogénese da AOS varia provavelmente entre doentes, de acordo com as diferenças na fisiopatologia individual da AOS e com outros factores que se sabe afectarem a AT respiratória, tais como a gravidade da doença, a privação de sono e o estado de sono. Existe a possibilidade de alguns sedativos promoverem a estabilidade respiratória em certos doentes com AOS e piorarem os resultados noutros. Assim, é necessário mais trabalho para caraterizar os efeitos dos agentes promotores do sono na AT respiratória e na função das vias aéreas superiores.[6]

81) MASA JF, CORRAL-PENAFIEL J 2014 Mostrou que conseguir uma melhor adesão ao CPAP usando uma intervenção ativa diminui a mortalidade cardiovascular e sugere o uso de CPAP de ≥6 horas nocturnas .[187]

82) EL SHAYE M ET AL 2014 Os dispositivos portáteis de nível 3 mostraram um bom desempenho de diagnóstico em comparação com os testes de sono de nível 1 em doentes adultos com uma elevada probabilidade pré-teste de apneia obstrutiva do sono moderada a grave e sem comorbilidades instáveis. Para os doentes com suspeita de outros tipos de perturbações respiratórias do sono ou de perturbações do sono não relacionadas com a respiração, os testes de nível 1 continuam a ser a norma de referência.[147]

83) GUERRERO A ET AL 2014 Afirmou que três noites consecutivas de monitorização portátil em casa, avaliadas por um especialista do sono qualificado, são úteis para a gestão de doentes sem elevada probabilidade pré-teste de apneia obstrutiva do sono ou com comorbilidades.[88]

84) PAOLA PIRELLI ET AL 2015 O objetivo deste estudo foi avaliar prospectivamente a eficácia a longo prazo da expansão rápida da maxila (ERM) num grupo de crianças com apneia obstrutiva do sono (AOS). Um subgrupo de crianças com AOS com estreitamento maxilar isolado inicialmente e acompanhado até à idade adulta apresenta resultados estáveis e a longo prazo após o tratamento com ERM para a AOS pediátrica.[89]

85) KANNAN RAMAR ET AL 2015 Declarou que a AASM e a AADSM esperam que estas diretrizes tenham um impacto positivo no comportamento profissional, nos resultados dos doentes e, possivelmente, nos custos dos cuidados de saúde. Estas diretrizes reflectem o estado dos conhecimentos à data da sua publicação e serão actualizadas se novas provas justificarem alterações significativas às recomendações actuais. Também a revisão da evidência sugere que os pacientes podem beneficiar de visitas periódicas de acompanhamento com um médico e com um dentista qualificado. Vários estudos demonstraram que os ajustes efectuados ao AIO por um dentista, com base nos dados obtidos nas PSGs e nos testes de apneia do sono em casa realizados por um médico, podem resultar numa maior melhoria da AOS a longo prazo. A ausência de visitas periódicas de acompanhamento pode resultar numa melhoria insuficiente da AOS ou em efeitos secundários que aumentam o risco de interrupção da terapêutica.[90]

86) S. RAGHAVENDRA JAYESH ET AL 2015 <u>Afirmou que </u>o dispositivo de avanço mandibular provou ser um dispositivo útil no tratamento do ressonar e da AOS. Numa pessoa normal com ressonar simples e sem qualquer doença sistémica, o DAEM pode ser sugerido ao doente pelo dentista ou pelo médico do peito. No entanto, no caso de AOS grave, -deve ser efectuada uma avaliação cardiorrespiratória -antes do tratamento. Uma vez que nem todos os doentes podem ser tratados com as modalidades em voga, é necessário procurar novas opções de tratamento. Além disso, -deve ser efectuada uma avaliação -a longo prazo -dos MAD para avaliar a eficácia.[10]

87) CONLEY R. S ET AL 2015 Afirmou que, com tantas disciplinas, tanto da medicina como da odontologia, envolvidas no tratamento da apneia obstrutiva do sono (AOS), estavam disponíveis várias formas de terapia. O ortodontista raramente é considerado quando é feito o diagnóstico de apneia obstrutiva crónica do sono (AOS). No entanto, atualmente, o âmbito dos cuidados ortodônticos é muito mais vasto do que o mero alinhamento dos dentes. Embora o padrão ouro atual para o tratamento da AOS continue a ser a pressão positiva contínua do ar (CPAP), o paciente pode receber uma prescrição para um aparelho intra-oral para dormir. Quando os ortodontistas trabalham em conjunto com seus colegas médicos para fornecer um aparelho para dormir, várias considerações devem ser feitas, incluindo as evidências sobre a eficácia dos aparelhos orais. Para alguns pacientes, os aparelhos orais são altamente bem-sucedidos; no entanto, mesmo para pacientes responsivos, existem riscos associados à terapia com aparelhos orais. O objetivo deste artigo foi apresentar uma revisão crítica do nível atual de evidências sobre o uso de aparelhos orais no tratamento da AOS. Foi realizada uma revisão narrativa da literatura que discute critérios objectivos clinicamente testáveis e desenvolvimentos recentes que podem ajudar em futuras investigações.[91]

88) R HEINZER ET AL 2015 A elevada prevalência de distúrbios respiratórios do sono registada na nossa amostra de base populacional pode ser atribuída à maior sensibilidade das actuais técnicas de registo e critérios de pontuação. Estes resultados sugerem que os distúrbios respiratórios do sono são altamente prevalentes, com importantes consequências para a saúde pública, e que a definição do distúrbio deve ser revista.[21]

89) OLIVEIRA MG ET AL 2015 A MP é um método eficaz para o diagnóstico da AOS em pacientes obesos com alta probabilidade clínica da doença. O método apresenta boa sensibilidade e especificidade em casos graves; no entanto, deve-se levar em conta a alta taxa de perda de dados.[92]

90) ZEIDLER MR ET AL 2015 Nesta análise retrospetiva de uma amostra clínica, quando o HST é interpretado como normal numa população de doentes mais jovens, a PSG subsequente é igualmente normal na maioria dos doentes, embora por vezes se descubra AOS significativa. Quando um HST é lido como TI, a maioria dos pacientes tem AOS.[93]

91) C MASPERO ET AL 2015 Afirmou que a síndrome da apneia obstrutiva do sono (SAOS) é uma obstrução completa ou parcial das vias aéreas que pode causar perturbações fisiológicas significativas com vários impactos clínicos. A etiologia é multifatorial e suas manifestações clínicas são roncos noturnos, dor de cabeça ao acordar, sonolência diurna e diminuição do desempenho cognitivo. Alguns estudos internacionais recentes sugerem que a prevalência da SAOS é de 2-4% nos homens e 1-2% nas mulheres de idade média. O objetivo deste trabalho foi apresentar uma revisão da literatura na Medline sobre a síndrome da apneia obstrutiva do sono. Foi efectuada uma revisão dos artigos desde 1980 até 2014. Foram encontrados mais de 2000 artigos e foram selecionados e avaliados aqueles que fornecem informações úteis sobre a etiologia, o diagnóstico, a terapêutica e os resultados encontrados após o estudo. Na literatura, não existe uma opinião unânime sobre o tratamento da SAOS. Segundo a maioria dos autores, o tratamento deve ser multidisciplinar. A escolha da terapêutica é baseada na etiologia, gravidade e história natural do aumento da resistência das vias aéreas superiores. Salienta-se a importância de um diagnóstico praecox e de uma terapêutica ortodôntica para o restabelecimento da função normal, uma vez que a SAOS está associada a um elevado risco de hipertensão arterial, doenças cardiovasculares, sonolência diurna, acidentes domésticos e de trabalho, com consequente agravamento da qualidade de vida.[9]

92) JIAN-HUA CHEN ET AL 2016 Os doentes com apneia do sono têm frequentemente noctúria, possivelmente devido ao aumento dos níveis plasmáticos e urinários do péptido natriurético atrial, à diminuição da hormona antidiurética e à ausência de uma diminuição normal do débito urinário noturno, o que leva a um aumento da natriurese e da diurese. Um aumento da -pressão intra-abdominal -causado por esforços inspiratórios intensos contra uma via aérea superior fechada tem sido implicado na patogénese da enurese. A NE pode ser um problema significativo para o doente. Quando nos deparamos com doentes obesos com ENM, especialmente com uma história de ressonar habitual, a SAOS deve ser considerada. O CPAP é considerado o padrão de ouro para o tratamento.[94]

93) HELENA MARTI-SOLER ET AL 2016 A pontuação NoSAS é uma pontuação simples, eficiente e fácil de implementar que permite a identificação de indivíduos em risco de distúrbios respiratórios do sono. Devido ao seu elevado poder de discriminação, a pontuação NoSAS pode ajudar os médicos a decidir quais os doentes a investigar com um registo noturno.[95]

94) CHAMARA V SENARATNE ET AL 2016 Esta revisão sistemática realçou tanto a heterogeneidade metodológica substancial que existe nos estudos que investigaram a prevalência da AOS na população, como a grande variação resultante na prevalência comunicada: a prevalência global de qualquer AOS variou entre 9% e 38% na população adulta em geral, entre 13% e 33% nos homens e entre 6% e 19% nas mulheres, embora muito mais elevada nos grupos de idosos. Os dados disponíveis limitavam-se principalmente à Europa e à América do Norte.[96]

95) CHIU H-Y ET AL 2016 Em conclusão, em comparação com o BQ, STOP e ESS, o SBQ é uma ferramenta superior para detetar AOS ligeira, moderada e grave. Portanto, sugerimos que os especialistas do sono possam usar o SBQ para realizar entrevistas com pacientes para o diagnóstico precoce da AOS em ambientes clínicos, particularmente em países com poucos recursos e clínicas do sono nas quais a PSG pode não estar normalmente disponível. Foram desenvolvidos mais instrumentos, como a pontuação NoSAS (106), para detetar a AOS. Estudos futuros devem procurar possibilidades futuras de identificar melhores instrumentos para o rastreio da AOS, investigando estudos de validação actualizados.[97]

96) AURORA RN, QUAN SF 2016 A implementação de uma medida de rastreio num ambiente de cuidados primários para populações de alto risco de AOS poderia melhorar os resultados dos pacientes e reduzir os encargos com os cuidados de saúde da AOS não tratada.[98]

97) CHUNG F, ABDULLAH HR, LIAO P 2016 Os estudos demonstraram que o questionário STOP-Bang é uma ferramenta de rastreio da AOS concisa, eficaz e fiável. Pode facilitar a afetação eficiente de recursos tanto no diagnóstico como no tratamento da AOS anteriormente não reconhecida. A probabilidade de AOS moderada a grave aumenta em proporção direta com a pontuação do STOP-Bang, o que torna o questionário uma ferramenta fácil de utilizar para identificar doentes com elevado risco de AOS. Os doentes com uma pontuação STOP-Bang de 0 a 2 podem ser classificados como estando em baixo risco de AOS moderada a grave. Aqueles com uma pontuação STOP-Bang de 5 a 8 podem ser classificados como estando em risco elevado de AOS moderada a grave. Nos doentes com uma pontuação STOP-Bang de 3 ou 4, as combinações específicas de itens positivos devem ser examinadas mais aprofundadamente para garantir uma classificação correta. Se for encontrada uma combinação de uma pontuação STOP ≥ 2 mais (IMC > 35 kg/m2 ou género masculino ou circunferência do pescoço > 40 cm) ou uma pontuação STOP-Bang ≥ 3 mais HCO sérico $_3^-$ ≥ 28 mmol/L, estes doentes podem ser ainda classificados como estando em risco elevado de AOS moderada a grave.[99]

98) ROTENBERG BW, MURARIU D, PANG KP 2016 A taxa de adesão ao CPAP permanece persistentemente baixa ao longo de vinte anos de dados registados. Não se registou qualquer melhoria clinicamente significativa na adesão ao CPAP, mesmo nos últimos anos, apesar dos esforços no sentido de uma intervenção comportamental e da orientação do doente. Esta baixa taxa de adesão é problemática e põe em causa o conceito de CPAP como padrão de ouro da terapia para a AOS.[100]

99) ERIKA MATSUMURA ET AL 2017 A função de transferência acústica do ouvido médio é semelhante em adultos com e sem AOS. A AOS grave está independentemente associada ao comprometimento da função coclear em pacientes sem co-morbilidades significativas.[101]

100) ROBERT P. MCINNIS ET AL 2017 Postulam que a AOS é um fator de risco importante para a enurese em adultos e pode ser a causa imediata em indivíduos predispostos. Quando um adulto apresenta enurese, a AOS não tratada deve ser considerada no diagnóstico diferencial. A triagem de rotina para enurese em pacientes encaminhados para PSG, e para AOS naqueles que relatam enurese, pode ajudar no diagnóstico e tratamento de ambas as condições onerosas. É necessário efetuar um estudo sistemático da associação entre a enurese e a AOS em adultos.[102]

101) **CHERYL R. LARATTA ET AL 2017** A apneia obstrutiva do sono (AOS) é provavelmente subdiagnosticada no Canadá; no entanto, a falta de tratamento adequado coloca muitas pessoas em risco de má qualidade de vida, comorbilidade, acidentes de viação e maior utilização dos cuidados de saúde.

> ➤ A apneia obstrutiva do sono deve ser considerada em doentes sintomáticos com caraterísticas craniofaciais sugestivas ou comorbilidades, mesmo na ausência de factores de risco clássicos como a idade avançada, o sexo masculino ou a obesidade.

> ➤ A polissonografia é o padrão-ouro para o diagnóstico; no entanto, o teste da apneia do sono em casa pode ser utilizado para confirmar o diagnóstico em doentes sintomáticos com uma probabilidade pré-teste elevada de AOS e sem comorbilidade cardiopulmonar clinicamente importante.

> ➤ Existem boas provas que apoiam o tratamento da AOS com terapias específicas, incluindo pressão positiva contínua nas vias respiratórias ou aparelhos orais, bem como a promoção da perda de peso e do exercício moderado para as pessoas com excesso de peso (podem ser experimentados tratamentos alternativos para as pessoas que não toleram as terapias habituais).[142]

102) **SHAZIA JEHAN ET AL 2017** A apneia obstrutiva do sono (AOS) é uma doença global com uma incidência crescente juntamente com as suas comorbilidades, especialmente com a síndrome metabólica. Um dos principais componentes que contribuem para a apneia do sono é a obesidade, bem como a diabetes mellitus tipo 2 (T2DM), a hipercolesterolemia e a hipertensão. A AOS é uma condição que requer controlo e a doença pode ser tratada com a terapia CPAP. A sensibilização para este problema global está a aumentar e os sistemas de saúde estão a fornecer medidas preventivas, diagnóstico e opções de tratamento. Os principais factores de risco evitáveis para diminuir a obesidade são a sensibilização para a modificação do estilo de vida (comportamentos alimentares, tabagismo, consumo de álcool, etc.) e a compreensão da importância do exercício físico. Se estas modificações do estilo de vida forem amplamente aplicadas, não só as consequências da obesidade e da apneia do sono serão reduzidas, como também a incidência de doenças cardiovasculares diminuirá consideravelmente. É necessário sensibilizar o público para a importância da perda de peso através da modificação do estilo de vida ou da cirurgia bariátrica para

melhorar a qualidade de vida. Estas acções preventivas, medidas de rastreio e estratégias de tratamento da obesidade e da AOS podem reduzir significativamente a incidência da obesidade, bem como da AOS e das comorbilidades associadas, como as doenças cardiovasculares, a aterosclerose e a depressão. Por último, os custos dos cuidados de saúde também serão reduzidos.[103]

103) GIOVANNI CAMAROTA ET AL 2017 Com base nas evidências desta revisão, parece apropriado oferecer terapia com AIO para aqueles que não querem ou não podem persistir com a terapia com CPAP. O N-CPAP ainda deve ser considerado o tratamento padrão ouro para a AOS e, portanto, os AIOs podem ser incluídos na lista de opções alternativas.[144]

104) KAPUR VK ET AL 2017 Esta revisão sistemática da literatura identificou muitas áreas que justificam estudos adicionais para melhor informar a tomada de decisões clínicas e melhorar os resultados dos doentes. São necessárias ferramentas e modelos de rastreio clínico mais precisos e fáceis de utilizar para prever melhor a presença e a gravidade da AOS, bem como para melhorar a estratificação do risco e a eficiência da gestão dos doentes. A identificação de biomarcadores que detectem os distúrbios respiratórios obstrutivos do sono e prevejam a probabilidade de resultados clínicos adversos pode fornecer novas informações susceptíveis de melhorar o diagnóstico e a gestão da AOS. Estes avanços poderão também melhorar a eficiência da utilização dos testes convencionais da apneia do sono que medem a fisiologia da respiração durante o sono. Além disso, estas abordagens podem ser úteis em situações em que os testes convencionais podem não estar prontamente disponíveis ou não ser logisticamente viável a sua realização em tempo útil (por exemplo, em ambientes de internamento, clínicas pré-operatórias).[104]

105) SIMON A JOOSTEN ET AL 2017 A obesidade e a AOS estão intrinsecamente relacionadas. A perda de peso influencia claramente a gestão da AOS e pode, em alguns casos, curar a AOS. Mais importante ainda, a perda de peso leva a uma melhoria do risco cardiovascular e pode levar a um benefício sintomático adicional ao obtido com a terapia com CPAP. No mínimo, uma perda de peso significativa deve levar a uma reavaliação da gravidade da AOS e da eficácia do tratamento.[26]

106) **LAOUAFA S ET AL 2017** O E2 pode proteger contra disfunções respiratórias e é capaz de prevenir a elevação da pressão arterial induzida por hipoxia intermitente em ratos fêmeas. O E2 também protege eficazmente contra o stress oxidativo no sistema nervoso central e periférico. Com base na literatura atual, isto sugere que o E2 pode atuar nos quimiorreceptores periféricos e no seu local de integração central no tronco cerebral durante a exposição à hipoxia intermitente, impedindo a geração de ROS, desviando assim a ativação simpática e a pressão arterial elevada normalmente resultantes da hipoxia intermitente. Além disso, o E2 também diminui o stress oxidativo no sistema nervoso central e nas glândulas supra-renais, o que também pode contribuir para aliviar as deficiências sistémicas e neurológicas associadas à hipoxia intermitente. Uma vez que a suplementação com E2 demonstrou ser benéfica para a mortalidade e morbilidade e segura no que diz respeito ao cancro da mama em mulheres com pelo menos 70 anos, se iniciada nos 10 anos seguintes à menopausa, os nossos dados sugerem que a suplementação com E2 pode ser considerada em mulheres pós-menopáusicas com níveis elevados de apneia do sono, de acordo com as orientações clínicas.[145]

107) **NEELAPU BC ET AL 2017** A meta-análise de 25 estudos demonstrou uma forte correlação de determinadas variáveis da morfologia craniofacial em indivíduos adultos afectados pela AOS. São necessários ensaios clínicos bem controlados com cefalograma lateral padronizado/imagem tridimensional para elucidar a relação exacta entre a desarmonia craniofacial e a AOS.[148]

108) **BIBBINS-DOMINGO K ET AL 2017** A USPSTF conclui que as provas actuais são insuficientes para avaliar o equilíbrio entre os benefícios e os danos do rastreio da AOS em adultos assintomáticos.[105]

109) **CHIU HY ET AL 2017** Em conclusão, em comparação com o BQ, STOP e ESS, o SBQ é uma ferramenta superior para detetar AOS ligeira, moderada e grave. Portanto, sugerimos que os especialistas do sono possam usar o SBQ para realizar entrevistas com pacientes para o diagnóstico precoce da AOS em ambientes clínicos, particularmente em países com poucos recursos e clínicas do sono nas quais a PSG pode não estar normalmente disponível.[106]

110) BIANCHI MT, KOSARAJU B 2017 Prevê-se que o risco de subestimação da apneia do sono seja substancial numa população de um centro de sono terciário. Os erros de fenotipagem incluíram o risco de resultados falsamente negativos (de ligeiro para normal), bem como erros de categoria: moderado ou grave passando para gravidade ligeira ou moderada, respetivamente. Os clínicos devem reconhecer esta limitação de subestimação, que afecta diretamente a fenotipagem diagnóstica e, consequentemente, as decisões terapêuticas.[107]

111) KUNDEL V, SHAH N 2017 Sugeriu o estado atual das evidências sobre o impacto socioeconómico do TP para a apneia do sono. Parece que ambos os modelos, o tradicional em laboratório e o mais recente em casa para o diagnóstico da apneia do sono, têm um lugar no atual algoritmo de diagnóstico da medicina do sono.

O TP é uma alternativa adequada à PSG em laboratório, desde que os seguintes critérios sejam cuidadosamente considerados:
(1) deve ser direcionada para os doentes certos (ou seja, os que têm uma probabilidade elevada de sofrer de apneia do sono e não têm perturbações do sono ou cardiopulmonares coexistentes);
(2) tem de ter um elemento de medicina personalizada (ou seja, condutores comerciais, população urbana), e
(3) deve ser utilizado como parte de um modelo integrado e colaborativo de prestação de cuidados do sono para garantir um acompanhamento adequado e a adesão ao tratamento. Se estes critérios forem cumpridos, o TP será rentável num grupo selecionado de doentes.[108]

112) THEORELL-HAGLÖW J 2018 Sugeriu uma revisão clinicamente orientada utilizando uma seleção cuidadosa das referências incluídas. Mostrámos que também existem diferenças de género nos três distúrbios do sono mais comuns, todos eles com impacto no sono e também na função diurna. Embora existam diferenças entre homens e mulheres no estado hormonal, bem como na composição corporal, que podem contribuir para as diferenças de género no diagnóstico, na apresentação clínica e, possivelmente, no efeito do tratamento, não é provável que estes sejam os únicos factores responsáveis pelas diferenças de género nos distúrbios do sono, pelo que se justifica mais investigação. Além disso, a investigação futura deve avaliar as diferenças de género em perturbações específicas do sono com uma abordagem sistemática.[109]

113) **SAFI U. KHAN ET AL 2018** A terapia com CPAP pode reduzir o MACE e o AVC em indivíduos com tempo de CPAP superior a 4 h/noite. São necessários mais ensaios aleatórios que exijam uma adesão adequada ao tempo de CPAP para confirmar esta impressão.[110]

114) **SILLO ET AL 2018** Este estudo mostra um claro benefício da cirurgia bariátrica num grupo de doentes com uma doença metabólica associada à obesidade estabelecida, com morbilidade e mortalidade associadas e custos da terapêutica contínua. Este estudo vem juntar-se ao corpo de literatura que apoia o papel da cirurgia bariátrica no tratamento da apneia do sono e acreditamos que deve ser recomendada por rotina para benefício curativo neste grupo de doentes.[111]

115) **MARTA KAMINSKA ET AL 2018** O tratamento com CPAP da AOS na DP está associado a uma melhoria global dos sintomas não motores, da qualidade do sono, da ansiedade e da função cognitiva global ao longo de um período de 12 meses.[112]

116) **GAMALDO C ET AL 2018** O TF realizou uma revisão exaustiva da literatura para identificar as ferramentas de rastreio da AOS e de avaliação dos resultados atualmente utilizadas no contexto dos cuidados de saúde. Das 10 ferramentas de rastreio e das 20 ferramentas de avaliação identificadas e avaliadas, nenhuma ferramenta única satisfez todos os critérios objectivos e a avaliação subjectiva da TF relativamente à validade clínica e à viabilidade de ser recomendada pela AASM.

Para satisfazer esta necessidade não satisfeita, os investigadores na área da medicina do sono devem procurar desenvolver e validar instrumentos de rastreio e de avaliação dos resultados da AOS, idealmente com as seguintes caraterísticas

1. 10 ou menos perguntas (sintomas subjectivos ou achados físicos objectivos, isolados ou combinados) escritas a um nível de leitura igual ou inferior ao 5º ano de escolaridade

2. Preenchimento em menos de 5 minutos por qualquer membro da equipa de cuidados de saúde

3. Sistema escalonado de preenchimento, pontuação e interpretabilidade: (1) medidas relatadas pelo paciente, (2) relatadas pelo parceiro de cama e (3) relatadas pelo provedor

4. Compatibilidade com a plataforma de registos de saúde electrónicos para futura monitorização e análise dos resultados clínicos

5. Capacidade de auto-acompanhamento do doente ou capacidade de monitorizar o progresso

6. Disponibilidade como plataforma de aplicação com pontuação eletrónica ou em formato de papel com pontuação manual fácil

7. Disponibilidade nas várias línguas que representam comunidades com elevada presença de AOS

8. Adaptabilidade à população geral e à população de doentes do sono

9. Adaptabilidade a populações específicas de risco de AOS (ovo, doentes com AVC, fibrilhação auricular) ou a indivíduos com um risco profissional ou de saúde pública único (ovo, condutores comerciais, pilotos)

10. Disponível ao público.[113]

117) JAYNE C. CARBERRY ET AL 2018 Recentemente, tem havido progressos substanciais no sentido de uma gestão personalizada da AOS através de avanços no conhecimento das múltiplas causas da AOS, da identificação de novos alvos terapêuticos, de dados promissores de prova de conceito para terapias direcionadas, incluindo terapia combinada, e do desenvolvimento contínuo de ferramentas de fenotipagem simplificadas a utilizar na clínica para informar terapias direcionadas para a AOS. Esta investigação tem o potencial de realinhar as abordagens de tratamento e gestão deste problema de saúde comum e crónico.[114]

118) **NIGRO CA ET AL 2018** As mulheres com AOS eram mais propensas a relatar cansaço, insónia inicial e dores de cabeça matinais, e menos propensas a queixar-se de sintomas típicos da AOS (ressonar, apneias) do que os homens.[115]

119) **AURORA RN, PATIL SP, PUNJABI NM 2018** A monitorização portátil do sono pode diagnosticar com precisão a apneia do sono em pacientes hospitalizados com insuficiência cardíaca e pode promover o início precoce do tratamento.[116]

120) **ARAÚJO I ET AL 2018** Sugerem que o Apnea Link poderia ser utilizado na prática clínica para identificar doentes com insuficiência cardíaca com alta (IAH $\geq$ 15 eventos/h) e baixa (IAH $<$ 5 eventos/h) probabilidade de terem apneia do sono, poupando a necessidade de uma polissonografia diagnóstica e, assim, potencialmente impactando o prognóstico, fornecendo um diagnóstico mais económico e atempado desta comorbilidade não cardíaca.[117]

121) **ROLF G. BEHRENS ET AL 2019** Oferece conclusões específicas e recomendações de orientação aos ortodontistas praticantes sobre o papel sugerido da especialidade de ortodontia na gestão da apneia obstrutiva do sono. E a revisão da literatura até 2019 sobre o tema geral da apneia obstrutiva do sono.[118]

122) **SUSHEEL P. PATIL, ET AL 2019** O objetivo desta revisão sistemática é fornecer provas de apoio à diretriz de prática clínica para o tratamento da apneia obstrutiva do sono (AOS) em adultos utilizando pressão positiva nas vias respiratórias (PAP). A pesquisa bibliográfica resultou em 336 estudos que preencheram os critérios de inclusão; 184 estudos forneceram dados adequados para meta-análises. Os dados demonstraram que a PAP, comparada com a ausência de tratamento, resulta numa redução clinicamente significativa da gravidade da doença, da sonolência, da pressão arterial e dos acidentes com veículos motorizados, bem como numa melhoria da qualidade de vida relacionada com o sono em adultos com AOS. Além disso, o início da PAP em casa demonstrou efeitos equivalentes nos resultados dos pacientes quando comparado com uma abordagem de titulação em laboratório. Os dados também demonstraram que a utilização de PAP de auto-ajuste ou de dois níveis não resultou em diferenças clinicamente significativas nos resultados dos doentes em comparação com a PAP contínua padrão. Além disso, os dados demonstraram uma melhoria

clinicamente significativa na adesão à PAP com a utilização de intervenções educativas, comportamentais, de resolução de problemas e de telemonitorização. Também foram realizadas revisões sistemáticas para métodos específicos de administração de PAP, que sugeriram que as interfaces nasais, em comparação com as interfaces oronasais, melhoraram a adesão e reduziram ligeiramente a gravidade da AOS, que a humidificação aquecida, em comparação com a não humidificação, reduz alguns efeitos secundários relacionados com a PAP contínua, e que a PAP com perfil de pressão não resultou em diferenças clinicamente significativas nos resultados dos doentes, em comparação com a PAP contínua padrão.[149]

123) QUENTIN LISAN ET AL 2019 A prescrição de pressão positiva nas vias aéreas está associada a uma redução da mortalidade por todas as causas, e esta associação surge vários anos após o início da PAP. Se replicados, estes resultados podem ter fortes implicações clínicas.[119]

124) M. WOJDA ET AL 2019. Nos últimos anos, os dispositivos intra-orais tornaram-se um método cada vez mais comum de tratamento da AOS e do ressonar. No entanto, a utilização de dispositivos que produzem pressão positiva contínua nas vias respiratórias (CPAP) continua a ser o método de tratamento mais eficaz. Contudo, os dispositivos intra-orais têm a vantagem de não necessitarem de uma fonte de eletricidade e de serem menos incómodos na utilização diária. Os dispositivos intra-orais são bem tolerados pela maioria dos doentes e a sua eficácia terapêutica está confirmada. Com a vulgarização destes dispositivos, o objetivo deste trabalho foi apresentar os procedimentos, as indicações e as recomendações relativas aos dispositivos intra-orais, tendo em conta uma variedade de condições dentárias. Também foram descritos os efeitos colaterais do uso dos aparelhos intra-orais e sua influência em todo o sistema estomatognático.[120]

125) LERNIK SARKISSIAN ET AL 2019 Os doentes com AOS beneficiam de uma abordagem personalizada e frequentemente multidisciplinar. O CPAP é considerado o tratamento de primeira linha na maioria dos doentes; no entanto, os doentes incapazes de tolerar o CPAP ou a terapia MAS com anatomia favorável devem ser avaliados cirurgicamente. Estão a ser investigadas novas modalidades terapêuticas para definir os grupos de doentes adequados para esse tratamento.[121]

126) **SUTHERLAND K ET AL 2019** A AOS tem uma etiologia complexa, que é provavelmente influenciada pela etnia. Os procedimentos comuns de fenotipagem através do SAGIC permitiram-nos estudar a influência da etnia na AOS e o efeito dos factores de risco anatómicos clínicos em diferentes populações clínicas em todo o mundo. Os sul-americanos mostraram relações mais fortes entre a obesidade e o IAH, seguidos pelos asiáticos, enquanto os afro-americanos apresentaram as relações mais fracas. Os caucasianos mostraram efeitos intermédios da obesidade na AOS. Embora a distribuição da classe de Mallampati tenha diferido entre os grupos étnicos, o apinhamento orofaríngeo não foi relacionado de forma diferente com a gravidade da AOS. Esta influência diferencial da obesidade pode dever-se ao efeito relativo de outros fenótipos intermédios, como a estrutura craniofacial. Também demonstrámos que o sexo tem efeitos diferenciados na relação entre a obesidade e a gravidade da AOS em determinados grupos étnicos. Os nossos dados proporcionam uma comparação única de diferentes populações clínicas de AOS e realçam a importância de compreender as variações nos fenótipos da AOS em diferentes populações étnicas e sexos, como precursor do desenvolvimento de abordagens personalizadas para o diagnóstico e tratamento.[122]

127) **WESTREICH R ET AL 2019** Numa população de indivíduos encaminhados para um estudo de PSG, embora não tenha sido encontrada qualquer diferença na intensidade do ressonar entre os sexos, as mulheres tendem a subnotificar o facto de ressonarem e a subestimar a intensidade do seu ressonar. Um melhor conhecimento desta discrepância pode aumentar o acesso das mulheres aos laboratórios do sono e melhorar as taxas de diagnóstico da apneia do sono no sexo feminino.[123]

128) **CHANG Y ET AL 2019** A PM Nox-T3 pode ser utilizada para diagnosticar a AOS em doentes com DPOC, mas, muito provavelmente devido a diferenças entre os oxímetros de pulso, um maior número de doentes com DPOC e sem AOS qualificou-se para tratamento noturno com oxigénio utilizando esta PM do que a PSG.[124]

129) **MARTINEZ-GARCIA MA ET AL 2019** Propõem que uma estratégia de traços tratáveis na AOS pode ser implementada na prática através da utilização de ferramentas de painel de controlo e de impressão digital clínica, e que esta abordagem

pode ajudar os médicos a compreender a complexidade e heterogeneidade da AOS; facilitar a conceção de programas de gestão individualizados eficazes através da identificação de traços tratáveis específicos presentes num determinado momento em cada paciente individual; em comparação com a prática atual, permitir uma avaliação mais simples e melhor das alterações que ocorrem ao longo do tempo, quer espontaneamente quer como resultado do tratamento; e identificar subgrupos homogéneos de pacientes para inclusão em futuros ensaios clínicos que acabariam por conduzir a tratamentos mais precisos, seguros e eficazes. Em suma, acreditamos que a incorporação destes instrumentos poderá facilitar os avanços no sentido da implementação da medicina de precisão na AOS. De notar que estes instrumentos ainda não foram validados e poderão ter de ser modificados no futuro. É também de considerar a rápida evolução dos progressos tecnológicos e metodológicos em três domínios pertinentes para a AOS: equipamento para diagnóstico e tratamento; multiómica (incluindo genómica, transcriptómica, proteómica, metabolómica e microbiómica) que permitiria a identificação de substratos endotípicos e genéticos; e informática (incluindo telemedicina com visualização de dados em tempo real) em que estão a ser feitas melhorias no que diz respeito à capacidade de lidar e converter as vastas quantidades de grandes dados gerados por registos médicos electrónicos, biomarcadores, polissonografia e dispositivos terapêuticos em resultados compreensíveis e aplicáveis.[125]

130) **BAKKER JP ET AL 2019** A fraca aceitação e adesão à terapêutica com CPAP é um dos principais problemas que se colocam na nossa área, não só porque está associada a uma carga de doença contínua, apesar da disponibilidade generalizada de serviços de diagnóstico e tratamento, mas também porque a utilização subóptima do CPAP tem impedido uma compreensão aprofundada de ensaios importantes concebidos para clarificar o impacto da AOS no risco cardiovascular e o papel do CPAP na atenuação desse risco. Muitos estudos testaram o impacto de uma série de intervenções concebidas para promover a adesão; no entanto, apesar de mostrarem eficácia em algumas abordagens, poucas intervenções foram transpostas de ensaios clínicos altamente controlados para estudos de eficácia comparativa e, finalmente, para os cuidados de rotina. Esta falta de dinâmica deve-se, em parte, à escassez de ensaios em grande escala, bem como à tendência para se centrar na adesão como ponto final primário e não como mediador. Esta deficiência da investigação translacional, bem como as políticas actuais (nos Estados Unidos) relacionadas com o reembolso da

terapia primária e adjuvante para a AOS, significa que a adesão ao CPAP tem permanecido teimosamente num patamar. Para ser implementada clinicamente, é fundamental que uma terapia adjuvante para promover a adesão ao CPAP seja rentável, viável numa vasta gama de contextos e escalável para populações de doentes grandes e diversificadas. As intervenções mais eficazes testadas até à data têm sido de natureza comportamental; quando combinadas com as capacidades de monitorização remota disponíveis nos modernos aparelhos de CPAP, estes métodos teóricos podem ser a resposta para aumentar as taxas de adesão ao CPAP no mundo real.[126]

131) **BENJAFIELD AV ET AL 2019** Mostrou pela primeira vez que pode haver um benefício potencial na mudança de CPAP/APAP para PAP de dois níveis para pacientes que lutam com a adesão à PAP.[127]

132) **PATIL SP ET AL 2019** As recomendações destinam-se a servir de guia para os médicos que utilizam a PAP para tratar a AOS em adultos. Uma recomendação FORTE (ou seja, "Recomendamos...") é uma recomendação que os médicos devem seguir na maioria das circunstâncias. Uma recomendação CONDICIONAL (ou seja, "Sugerimos...") reflecte um menor grau de certeza relativamente ao resultado e à adequação da estratégia de tratamento do doente para todos os doentes.

A decisão final relativamente a qualquer cuidado específico deve ser tomada pelo médico assistente e pelo doente, tendo em consideração as circunstâncias individuais do doente, as opções de tratamento disponíveis e os recursos.

1. Recomendamos que os médicos utilizem PAP, em comparação com nenhuma terapia, para tratar a AOS em adultos com sonolência excessiva. (FORTE)

2. Sugerimos que os médicos utilizem a PAP, em comparação com nenhuma terapia, para tratar a AOS em adultos com qualidade de vida relacionada com o sono afetada. (CONDICIONAL)

3. Sugerimos que os médicos utilizem PAP, em comparação com nenhuma terapia, para tratar a AOS em adultos com hipertensão comórbida. (CONDICIONAL)

4. Recomendamos que a terapêutica PAP seja iniciada utilizando o APAP em casa ou a titulação PAP no laboratório em adultos com AOS e sem comorbilidades significativas. (FORTE)

5. Recomendamos que os médicos utilizem CPAP ou APAP para o tratamento contínuo da AOS em adultos. (FORTE)

6. Sugerimos que os médicos utilizem CPAP ou APAP em vez de BPAP no tratamento de rotina da AOS em adultos. (CONDICIONAL)

7. Recomendamos que sejam efectuadas intervenções educacionais com o início da terapia PAP em adultos com AOS. (FORTE)

8. Sugerimos que sejam efectuadas intervenções comportamentais e/ou de resolução de problemas durante o período inicial da terapia PAP em adultos com AOS. (CONDICIONAL)

9. Sugerimos que os médicos utilizem intervenções guiadas por telemonitorização durante o período inicial da terapia PAP em adultos com AOS. (CONDICIONAL)[128]

133) HARUN ACHMAD ET AL 2020 A terapia miofuncional tem o potencial de ser uma opção para o tratamento da AOS.40 Esta é definida como um tratamento para os músculos da face e da boca, que é muito importante para a manutenção da integridade craniofacial para conseguir uma respiração nasal normal. A reeducação da terapia miofuncional treina a sucção normal e forte, a boa mastigação usando ambos os lados da mandíbula, a deglutição normal, a posição normal da língua e a respiração nasal com os lábios em bom contacto em repouso. A respiração nasal ao acordar e ao dormir é uma demonstração de função respiratória normal, e a persistência da respiração bucal é um indicador de função respiratória anormal.[129]

134) M MELANIE LYONS ET AL 2020 Estima-se que um sétimo da população adulta mundial, ou seja, cerca de mil milhões de pessoas, sofra de AOS. Nas últimas quatro décadas, a obesidade, o principal fator de risco para a AOS, aumentou de forma impressionante em todo o mundo. Nos últimos 5 anos, a OMS estima que a obesidade global afecta quase dois mil milhões de adultos. Um segundo fator de risco importante para a AOS é a idade avançada. À medida que aumenta a prevalência do envelhecimento da população e da obesidade, aumenta a vulnerabilidade à AOS. Para além destes factores de risco tradicionais da AOS, os estudos da população mundial revelam caraterísticas e fenótipos selecionados, incluindo fenótipos extremos e grupos de sintomas que merecem uma análise mais aprofundada. A AOS não tratada está associada a comorbilidades e mortalidade significativas. Estas representam uma enorme ameaça para a saúde individual e global. Para além do custo pessoal, os custos económicos da AOS são de grande alcance, afectando o indivíduo, a família e a sociedade direta e indiretamente, em termos de produtividade e segurança pública. É necessária uma melhor compreensão da fisiopatologia e das semelhanças e diferenças individuais e étnicas para facilitar a gestão desta doença crónica. Em alguns países, as medidas do peso da AOS são escassas. Como se prevê que o peso global da AOS e das suas comorbilidades associadas continue a aumentar, a infraestrutura para diagnosticar e gerir a AOS terá de se adaptar. É necessária a utilização de novas abordagens (registos de saúde electrónicos e inteligência artificial) para estratificar o risco, diagnosticar e afetar o tratamento. Em conjunto, será necessária uma abordagem unificada, multidisciplinar, multi-organizacional e global para gerir esta doença.[4]

135) **DIRK A. PEVERNAGIE ET AL 2020** A introdução do IAH no século passado foi adequada e desempenhou um papel importante no estabelecimento da AOS como uma doença de pleno direito. Esta abordagem foi fundamental para diferenciar o quadro clínico da AOS de outras doenças, como a síndrome de hipoventilação da obesidade e a narcolepsia. Além disso, foi fundamental para o desenvolvimento e acesso a modalidades de tratamento eficazes, incluindo a terapia com CPAP. No entanto, com o passar do tempo, o IAH tornou-se um indicador da existência e da classificação da gravidade da AOS, sendo interpretado como um conceito uniforme de doença. Esta conceção tem suscitado controvérsia na literatura científica e tem sido fonte de incerteza quanto à relevância clínica da AOS, dado o facto de vários ensaios clínicos produzirem resultados nucleares. Atualmente, o papel tradicional do IAH como marcador de diagnóstico e indicador de gravidade da AOS clinicamente relevante está em retrocesso. A observação de que a AOS abrange um vasto espetro de caraterísticas clínicas e fisiopatológicas exige novos paradigmas não só para o diagnóstico global da AOS clinicamente relevante, mas também para permitir que a medicina de precisão se concentre em várias caraterísticas tratáveis que constituem esta doença heterogénea. Acreditamos que é altura de abandonar o IAH como um pilar para o diagnóstico da AOS e começar a utilizar marcadores clínicos mais precisos, muitos dos quais ainda estão por descobrir.[20]

136) EASTWOOD P ET AL 2020 Em conclusão, as principais conclusões deste estudo foram que as medidas geodésicas acrescentam valor à capacidade de identificar pacientes com AOS a partir de fotografias 3D da face e que uma combinação de medidas lineares e geodésicas tem um forte valor preditivo para a presença de AOS na população estudada.[130]

137) STEPHEN H. WANG ET AL 2020 Este estudo é o primeiro a utilizar a ressonância magnética volumétrica para examinar as alterações nas dimensões das vias aéreas, nos tecidos moles da faringe e na gordura abdominal com a perda de peso em pessoas com obesidade e AOS. E confirmou que as nossas técnicas de análise são um meio fiável de quantificar o tamanho das estruturas das vias aéreas superiores durante um período de 6 meses. A perda de peso reduziu os volumes de tecido adiposo no abdómen e nas vias respiratórias superiores (em particular a gordura da língua), bem como os volumes de tecidos moles constituídos principalmente por massa sem gordura (paredes laterais e pterigoide). As análises indicaram que a redução da gordura da língua foi o principal mediador das vias aéreas superiores na relação entre as reduções de peso e o IAH. Estes resultados elucidam, em parte, o mecanismo pelo qual a perda de peso melhora a AOS, e fornecem alvos para potenciais novas terapias em vez da perda de peso.[14]

138) JEN R ET AL 2020 Estes resultados confirmam que o Watch PAT pode ser utilizado para detetar a AOS com precisão em doentes com DPOC. Dada a prevalência relativamente elevada de SVO observada neste estudo e noutros, a crescente literatura relativa à importância da SVO e as opções de diagnóstico anteriormente limitadas, devem ser envidados esforços adicionais para otimizar a abordagem de diagnóstico da AOS em doentes com DPOC.[131]

139) PUNJABI NM ET AL 2020 Em doentes com apneia do sono ligeira a moderada, uma noite de testes portáteis pode levar a uma classificação incorrecta da gravidade da doença, dada a variabilidade substancial do IAH de noite para noite.[132]

140) TAUMAN R ET AL 2020 O WP pode detetar eventos de apneia do sono em doentes com FA. A FA não deve ser um critério de exclusão para o uso do dispositivo. Este achado pode ser ainda mais importante na era da epidemia de COVID-19, quando os laboratórios do sono estavam fechados e a maioria dos estudos era feita em casa.[133]

141) **ZINCHUK A, YAGGI HK 2020** A maioria dos estudos de agrupamento fenotípico sugeridos inclui predominantemente homens caucasianos de meia-idade a mais velhos. Isto não reflecte a heterogeneidade da AOS em função da idade, do sexo e da raça/etnia. Por exemplo, o papel dos factores de risco anatómicos e não anatómicos para a AOS difere entre indivíduos mais jovens e mais velhos, homens e mulheres, bem como entre raças/etnias asiáticas, afro-americanas e caucasianas. Os sintomas do sono também variam, com a maior prevalência de sonolência excessiva nos indivíduos afro-americanos, resultados que podem ser parcialmente explicados por alterações epigenéticas. Por último, as implicações da AOS diferem consoante a raça/etnia e a idade. A maior prevalência de não descida nocturna da pressão arterial nos afro-americanos em comparação com os caucasianos e as diferenças no risco de DCV entre homens e mulheres com AOS são apenas alguns exemplos. Se quisermos abraçar a heterogeneidade da apneia do sono para desenvolver abordagens equitativas e individualizadas para melhorar a vida dos nossos doentes, os estudos devem incluir um espetro mais alargado de idades, mais mulheres e populações racial e etnicamente diversas.[134]

142) **ANDREW R. SPECTOR ET AL 2021** A apneia obstrutiva do sono (AOS) está frequentemente associada a alterações neuropsicológicas e a défice cognitivo. Embora a sonolência e a hipoxemia contribuam provavelmente para as alterações cognitivas, os efeitos da AOS excedem o que seria de esperar apenas destes factores. As alterações vasculares relacionadas com a hipertensão e a hiperlipidemia podem desempenhar um papel nas alterações cognitivas, bem como as alterações na secreção ou na sensibilidade à insulina, ao cortisol, à leptina e à testosterona. Por último, a inflamação crónica está presente na AOS, o que constitui um fator de risco adicional para o declínio cognitivo. Como resultado destes distúrbios subjacentes, os doentes com AOS apresentam alterações na atenção e na função executiva, e o efeito da AOS no humor está bem documentado. Existem também dados que sugerem deficiências visuoespaciais relacionadas com a AOS. Os dados sobre a aprendizagem e a memória e sobre as funções da linguagem são menos conclusivos. Este capítulo analisa os domínios da cognição mais frequentemente afectados pela AOS e os mecanismos subjacentes que estão na sua origem. Além disso, este capítulo aborda os dados de

neuroimagem utilizados para analisar as alterações estruturais do cérebro na AOS e os impactos da terapia com pressão positiva nas vias respiratórias.[29]

143) **SACHIN TARAN ET AL 2021** A apneia do sono é um distúrbio respiratório que conduz a outros distúrbios relacionados com o cérebro e o coração. Este artigo propõe a deteção da apneia do sono utilizando uma única caraterística da complexidade de Lampel-Ziv dos sinais de eletroencefalograma (EEG). Em primeiro lugar, a transformada wavelet tenable-Q (TQWT) analisa o sinal EEG em sub-bandas (SBs). A caraterística da complexidade de Lampel-Ziv (LZC) é calculada a partir de cada SB para a discriminação dos eventos de apneia do sono e de controlo. O teste de Kruskal-Wallis (KW) é aplicado para avaliar o desempenho discriminativo da caraterística LZC. A caraterística LZC estatisticamente significativa é aplicada à análise discriminante, à árvore de decisão e aos classificadores de conjunto para a deteção de eventos de apneia. A técnica de classificação de conjunto do subespaço do vizinho mais próximo K forneceu a melhor precisão de classificação de 96% para a identificação de eventos de apneia. As outras medidas de desempenho de classificação - sensibilidade, especificidade, pontuação F1 e coeficiente de correlação de Matthew - também atingiram valores mais elevados para o método proposto.[135]

144) **DANIEL J. GOTTLIEB ET AL 2021** A AOS é comum e a sua prevalência está a aumentar com o aumento da prevalência da obesidade. A sonolência diurna é um dos sintomas mais comuns, mas muitos doentes com AOS são assintomáticos. Os doentes com AOS que são assintomáticos, ou cujos sintomas são minimamente incómodos e não representam um risco aparente para a segurança da condução, podem ser tratados com medidas comportamentais, como a perda de peso e o exercício físico. As intervenções, como a pressão positiva nas vias respiratórias, são recomendadas para as pessoas com sonolência excessiva e hipertensão resistente. A gestão da AOS assintomática para reduzir os eventos cardiovasculares e cerebrovasculares não é atualmente apoiada por provas de elevada qualidade.[136]

145) **ANNA ABBASI ET AL 2021** A apneia obstrutiva do sono (AOS) é uma doença complexa caracterizada pelo colapso das vias respiratórias superiores durante o sono. Os efeitos a jusante envolvem os sistemas cardiovascular, pulmonar e neurocognitivo. A AOS é mais prevalente nos homens do que nas mulheres. Os sintomas clínicos

sugerem o diagnóstico de AOS, mas nenhum é patognomónico da doença. Com a crescente sensibilização para a AOS e o aumento da prevalência da obesidade, a AOS é cada vez mais reconhecida como um dos principais factores que contribuem para a morbilidade cardiovascular, incluindo a hipertensão arterial sistémica e pulmonar, a insuficiência cardíaca, as síndromes coronárias agudas, a fibrilhação auricular e outras arritmias. As manifestações pulmonares incluem o desenvolvimento de doença tromboembólica crónica, que pode depois levar a hipertensão pulmonar tromboembólica crónica (HPTEC). As morbidades neurocognitivas incluem acidente vascular cerebral e distúrbios neurocomportamentais. O rastreio da AOS inclui a utilização de questionários de sintomas e o diagnóstico é confirmado por polissonografia. O tratamento inclui principalmente a utilização de dispositivos de pressão positiva contínua nas vias respiratórias (CPAP) ou de pressão positiva bi-nível nas vias respiratórias (BiPAP) durante o sono. São consideradas opções alternativas, tais como dispositivos mandibulares e procedimentos cirúrgicos, para determinadas populações de doentes.[137]

146) **NIKITA BEHATI ET AL 2021** Como um campo emergente da prática dentária, há um número crescente de dentistas que optam por participar no tratamento e gestão de SRBDs. O tratamento dentário precoce pode intercetar os distúrbios das vias aéreas; bem como modular as vias aéreas com o crescimento. Os aparelhos de reposicionamento mandibular provaram ser eficazes em termos de custos na gestão da AOS. As cirurgias não só melhoram a estética como também melhoram a função das vias respiratórias com estabilidade. No entanto, o dentista deve fazer parte de uma equipa multidisciplinar.[140]

147) **JANET J. LEE ET AL 2021** Afirmou a importância da identificação e do tratamento das pistas de SAOS, a par da importância do sono para a saúde humana, a economia e a sociedade. Apesar da sua elevada prevalência, a SAOS continua a ser subdiagnosticada; como tal, é necessária a educação dos doentes e dos prestadores de cuidados de saúde relativamente aos sintomas e às consequências desta doença. Nas últimas décadas, registaram-se progressos significativos na compreensão da fisiopatologia da AOS. A investigação futura deve centrar-se na aplicação destes conhecimentos para uma melhor compreensão dos vários fenótipos/endótipos da

SAOS, com o objetivo de adaptar com êxito a terapêutica e implementar novos tratamentos no futuro.[138]

148) NATHALIA CAROLINA FERNANDES FAGUNDES ET AL 2022 Algumas caraterísticas craniofaciais específicas, incluindo retrognatismo mandibular, dimensões lineares ântero-posteriores reduzidas da nasofaringe óssea, menor ângulo da base do crânio, deficiência da inter-cadeia.[28]

149) AUDREY YOON ET AL 2023 A modificação craniofacial através de técnicas ortodônticas é cada vez mais incorporada no tratamento multidisciplinar dos distúrbios respiratórios do sono em crianças e adolescentes. Com a crescente aplicação da ortodontia a esta população clínica, é importante que os prestadores de cuidados de saúde, as famílias e os doentes compreendam a vasta gama de tratamentos disponíveis. Os ortodontistas podem orientar o crescimento crânio-facial em função da idade; por isso, é importante trabalhar com outros profissionais para uma abordagem em equipa dos distúrbios respiratórios do sono. Desde a infância até à idade adulta, a dentição e o complexo craniofacial mudam com padrões de crescimento que podem ser interceptados e orientados em momentos críticos. Este artigo propõe uma diretriz clínica para a aplicação de cuidados multidisciplinares com ênfase nas intervenções dento-faciais que visam padrões de crescimento variáveis. Também destacamos como estas diretrizes servem como um roteiro para as questões-chave que irão influenciar futuras direcções de investigação. Em última análise, a aplicação adequada dessas técnicas ortodônticas não só fornecerá uma opção terapêutica importante para crianças e adolescentes com distúrbios respiratórios do sono sintomáticos, mas também poderá ajudar a atenuar ou prevenir o seu aparecimento.[139]

150) SANJIVAN KANDASAMY 2024 A apneia obstrutiva do sono (AOS) é uma doença que tem implicações para a saúde de pessoas de todas as idades que não são diagnosticadas e não recebem o tratamento adequado e necessário. Existe uma controvérsia crescente de que a AOS deve ser avaliada e tratada ortodonticamente em crianças com idades entre os 2 e os 3 anos. A expansão e/ou modificação do crescimento de rotina não é um meio baseado em evidências para melhorar ou curar a

AOS em crianças. Existem poucas ou nenhumas provas que apoiem a expansão e/ou a modificação do crescimento para melhorar a AOS de uma criança ou evitar que uma criança desenvolva AOS.[150]

SONO NORMAL

O sono normal ocorre num ambiente permissível e é definido em termos de comportamento e padrões electrográficos que estão associados a processos fisiológicos. O corpo prepara-se para dormir durante o dia e prepara-se para acordar durante a noite.[23]

Através do trato retina-hipotalâmico e do núcleo supraquiasmático, é mantida a sincronia interna entre os ritmos corporais, incluindo as hormonas que regem a divisão celular, o crescimento, a função imunitária, o metabolismo e o nosso ciclo de temperatura. Além disso, o nosso relógio interno do corpo, que tem um ritmo inato de 25 horas, é mantido em sintonia com a rotação de 24 horas da Terra. Por exemplo, os níveis de cortisol aumentam durante o sono e a temperatura do corpo começa a subir no final do sono para suportar as necessidades do despertar. A temperatura corporal diminui antes de deitar, como que convidando-nos a dormir.[24]

PADRÕES NORMAIS DE SONO

Início do sono:

Durante a transição da vigília para o sono, ocorrem alterações nos padrões electrográficos. Com o fechar dos olhos, as ondas alfa (8 a 12 Hz) substituem as ondas beta (14 e mais rápidas) na vigília relaxada.[25]

No início do sono, as ondas alfa são substituídas por ondas teta (3 a 6 Hz) em associação com os movimentos oculares lentos e observa-se uma diminuição do tónus muscular. Quando a atividade teta predomina no registo, o estágio 1 do sono é marcado e diz-se que o início do sono ocorreu. Na fase 1 do sono, o doente apneico ressona à medida que o tónus muscular da garganta diminui. A progressão do sono normal é previsível em vários aspectos. A nível comportamental, está associada à ausência geral de movimento que dura aproximadamente 8 horas. O limiar de resposta a sons e outros estímulos é elevado. Associado a este comportamento, segue-se uma sequência previsível de fases do sono. Estas são definidas principalmente pelos padrões electrográficos.[26]

O sono normal é de dois tipos gerais:

1. Sono de movimento rápido dos olhos (REM).
2. Sono REM (Non-Rapid Eye Movement).

O sono NREM divide-se em quatro fases com base nas caraterísticas distintivas do padrão das ondas cerebrais. Em pessoas com sono normal, a fase inicial breve ou fase 1 do sono é substituída pelas fases 2, 3 e 4 numa sequência regular. O sono NREM é substituído pelo sono REM após cerca de 90 minutos, que é o período normal de latência do REM. O sono REM está associado a imagens mentais vívidas, a que chamamos sonhos. O primeiro episódio de sono REM é seguido por outra sequência de fases NREM e, em seguida, um regresso ao sono REM. Este padrão mantém-se durante o resto da noite. Os episódios de sono REM tornam-se mais longos à medida que a noite avança, ocorrendo também um aumento do número de movimentos oculares nos episódios mais longos. O sono NREM que se segue, especialmente na última metade da noite, limita-se principalmente à fase 2 do sono. A fase 1 é uma fase transitória do sono que ocorre normalmente no início do sono, pouco depois de um movimento corporal ou no final de um episódio de sono REM. As fases 3 e 4 (sono delta) ocorrem apenas na primeira metade da noite.[27]

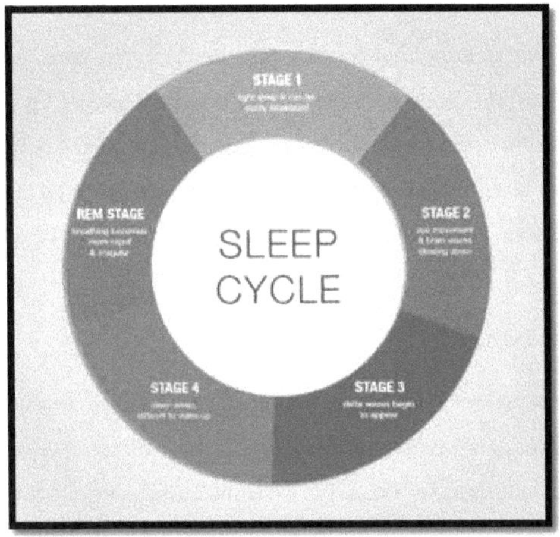

(Fonte da imagem: Factos sobre o ciclo de sono de uma criança que potenciam o desenvolvimento do cérebro da criança)

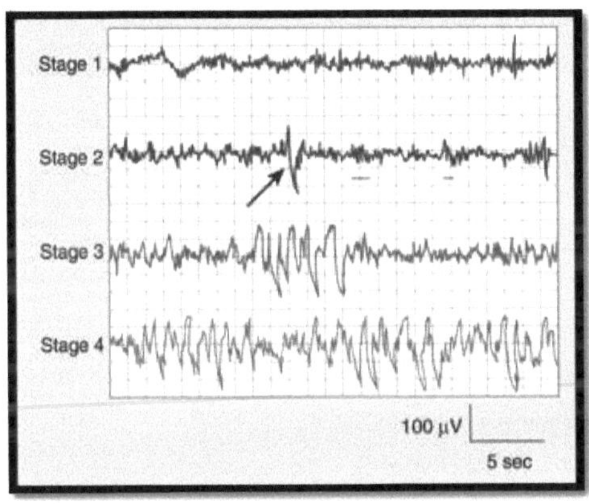

(Fonte da imagem: api.semanticscholar.org)

As fases do sono sem movimentos rápidos dos olhos

Os quatro traçados de eletroencefalograma aqui apresentados são de uma voluntária de 19 anos. Cada traçado foi registado a partir de uma derivação referencial (C3/A2) num polígrafo Grass Instruments Co. (West Warwick, R.I.) Modelo 7D com uma velocidade de papel de 10 mm/seg., constante de tempo de 0,3 seg. e configuração de alta frequência de 1/2 amplitude de 30 Hz. No segundo traçado, a seta indica um complexo K e o sublinhado mostra dois fusos do sono.[28]

A pessoa com sono normal muda a posição do corpo com mais frequência na preparação e após os episódios de sono REM. O sono normal, no entanto, não está associado a sair da cama ou a permanecer acordado e é geralmente livre de perturbações na sua sequência de fases. É mais provável que termine um episódio de sono REM após cerca de 8 horas de sono com quatro a cinco ciclos de sono NREM/REM.[29]

Mecanismo do sono normal

O mecanismo através do qual o sono é gerado e mantido é mais um equilíbrio entre dois sistemas localizados no cérebro: os processos homeostáticos, que são funcionalmente o centro de "necessidade de sono" do corpo, e o ritmo circadiano, que é um relógio interno para o ciclo sono-vigília.[30-32]

A geração do sono é iniciada no núcleo pré-ótico ventrolateral (VLPO) do hipotálamo anterior e actua para inibir as regiões de excitação do cérebro, incluindo o núcleo tuberomamilar, o hipotálamo lateral, o locus coeruleus, a rafe dorsal, o núcleo tegmental dorsal posterior e o núcleo tegmental pedunculopontino. Os neurónios da hipocretina (orexina) no hipotálamo lateral ajudam a facilitar este processo num efeito sinérgico.[33]

O sono NREM é uma desconexão funcional entre o tronco cerebral e o tálamo e o córtex, mantida pela hiperpolarização dos neurónios GABA no centro de ativação reticular do tálamo e do córtex. Os neurónios corticotalâmicos sinalizam o tálamo, o que provoca a hiperpolarização dos neurónios reticulares talâmicos. Este processo produz ondas delta a partir das fontes piramidais reticulares talâmicas e corticais. Assim, correlaciona-se com os diferentes estágios 1 a 3 do NREM.[34]

O sono REM é gerado por "neurónios REM-on" nos neurónios colinérgicos mesencefálicos e pontinos. O núcleo tegmental pedunculopontino e os neurónios tegmentais dorsais laterais desencadeiam formas de onda corticais dessincronizadas. O componente tónico do sono REM é mediado parassimpáticamente, e o componente fásico é mediado simpaticamente.[35]

O ritmo circadiano é a natureza cíclica do corpo para o desejo de dormir. O hipotálamo controla-o através do núcleo supraquiasmático, com entrada sensorial do trato hipotalâmico da retina, com base nos níveis de luz detectados pela retina. O ritmo circadiano é de aproximadamente 24,2 horas por ciclo.[35,56] A melatonina, produzida na glândula pineal, também demonstrou ser um modulador do ritmo circadiano, cujas concentrações variam consoante o nível de luz. Os níveis de melatonina são mais elevados à noite e diminuem durante o dia. Por fim, a temperatura corporal tem sido associada ao ritmo circadiano. O ponto de regulação exato varia de pessoa para pessoa, mas espera-se que as temperaturas sejam geralmente mais baixas de manhã e mais altas à noite.[36]

SÍNDROME DA APNEIA DO SONO

Apneia em grego significa "sem respiração".

A apneia do sono é exatamente o que parece: dormir sem respirar.

Por definição, a apneia é a paragem do fluxo de ar pelo nariz ou pela boca durante pelo menos 10 segundos.[40]

A hipopneia é uma redução de 30% a 50% do fluxo de ar durante, pelo menos, 10 segundos e uma dessaturação de oxigénio de, pelo menos, 2% a 4% .[3]

O Índice de Apneia (IA) é o número de episódios de apneia por hora de sono.

O número total de episódios de apneia e hipopneia por hora de sono é designado por Índice de Apneia-Hipopneia (IAH) ou Índice de Perturbação Respiratória (IDR)

O índice de apneia-hipopneia (IAH) é uma ferramenta de diagnóstico para determinar a presença e a gravidade da apneia obstrutiva do sono (AOS).[41]

As pessoas com AOS sofrem um colapso das suas vias respiratórias durante o sono. Quando isto faz com que a respiração pare completamente ou se reduza a 10% do normal durante pelo menos 10 segundos, chama-se apneia. As hipopneias ocorrem quando as vias respiratórias colapsam parcialmente, resultando numa respiração pouco profunda. Se o fluxo de ar diminuir em mais de 30% durante pelo menos 10 segundos, pode ser considerada uma hipopneia. Os eventos de apneia e hipopneia perturbam o sono e conduzem a níveis mais baixos de oxigénio no sangue, contribuindo para complicações de saúde a longo prazo.[43]

A escala de apneia do sono AHI ajuda os médicos a calcular a gravidade dos seus sintomas. O IAH é diferente do índice de apneia-central-hipopneia central (CAHI) utilizado para a apneia central do sono, uma forma de apneia do sono que se desenvolve quando o cérebro não consegue dizer aos músculos respiratórios para respirarem.[44,45]

O índice de apneia-hipopneia (IAH) representa o número médio de apneias e hipopneias registadas em cada hora durante o sono. Para o medir, os médicos dividem o número total de eventos de apneia e hipopneia pelo número total de horas de sono. Para ser registada como um evento, uma apneia ou hipopneia deve durar pelo menos 10 segundos ou mais.[46]

Normalmente, os médicos calculam o IAH durante um estudo do sono, ou polissonografia, que monitoriza as ondas cerebrais, os níveis de oxigénio no sangue, o ritmo cardíaco e a respiração durante o sono. A polissonografia é geralmente realizada num laboratório do sono, mas alguns podem conseguir realizar uma versão simplificada em casa.[47]

Embora o IAH seja a principal medida para diagnosticar a AOS, o médico pode analisar outros parâmetros para compreender melhor a gravidade da sua AOS. Por exemplo, o índice de dessaturação de oxigénio (ODI) mede quantas vezes por hora, em média, os seus níveis de oxigénio no sangue ficam abaixo do normal durante 10 segundos ou mais. Outra métrica importante, especialmente para as crianças, é o nível de dióxido de carbono no sangue. Um nível elevado de dióxido de carbono pode surgir devido a um longo período de respiração abaixo da capacidade total, mesmo que a via aérea não esteja completamente bloqueada.[48]

O IAH é medido numa escala numérica. As pontuações para adultos estão divididas em três categorias, que correspondem a diferentes níveis de gravidade da AOS:

- **Ligeira:** Um IAH de pelo menos cinco eventos por hora, mas menos de 15.
- **Moderado:** Um IAH de pelo menos 15 eventos por hora, mas menos de 30.
- **Grave:** Um IAH de pelo menos 30 eventos por hora.[49]

Embora o valor de corte para os adultos seja cinco, um IAH igual ou superior a um é suficiente para diagnosticar a apneia obstrutiva do sono nas crianças. As crianças respiram mais depressa do que os adultos para suportar o seu metabolismo mais rápido e a sua menor capacidade pulmonar. É por isso que mesmo um evento apneico pode ter um impacto maior numa criança.[50]

Embora as categorias não sejam tão padronizadas como para os adultos, a maioria dos especialistas em sono considera que o sono infantil se enquadra em três categorias:

- **Ligeira:** As crianças com um IAH de um a cinco eventos por hora podem ser diagnosticadas com apneia do sono ligeira.
- **Moderada:** As crianças com um IAH de seis a 10 eventos por hora podem ser diagnosticadas com apneia do sono moderada.

- **Grave:** As crianças com um IAH superior a 10 eventos por hora podem ser diagnosticadas com apneia do sono grave.[51]

	ADULTO **AHI**	**PEDIÁTRICO** **AHI**
AOS ligeira	≥ 5 a < 15 eventos por hora	≥ 1 a ≤ 5 eventos por hora
AOS moderada	≥ 15 a < 30 eventos por hora	> 5 a ≤ 10 eventos por hora
AOS grave	≥ 30 eventos por hora	> 10 eventos por hora

Embora o IAH possa ajudar os médicos a diagnosticar a AOS, não tem em conta todos os factores que podem indicar a gravidade ou a existência da AOS.

A maioria dos especialistas concorda com a definição padrão de uma apneia como uma redução do fluxo de ar de pelo menos 90%. As hipopneias são mais subjectivas, uma vez que ocorrem quando as vias respiratórias entram parcialmente em colapso. Consequentemente, não existe uma medida padrão para o que é considerado uma hipopneia.[52]

Os especialistas têm experimentado definir as hipopneias de acordo com uma determinada percentagem de diminuição do fluxo de ar, associada a alterações nos níveis de oxigénio no sangue ou a despertares do sono. No entanto, não existe uma definição fixa e, como resultado, diferentes definições de hipopneia podem levar a diferentes pontuações de IAH.

O IAH apenas indica a frequência com que se regista uma pausa na respiração durante o sono. Não revela outros elementos importantes sobre esse evento respiratório que podem indicar a gravidade da sua AOS. Por exemplo, não mostra como essa pausa na respiração afecta os níveis de oxigénio no sangue, que, quando diminuem repetidamente ao longo do tempo, podem aumentar o risco de doenças relacionadas, como a hipertensão e a diabetes.[53]

O IAH também não mede a duração de uma apneia ou hipopneia, mas apenas o facto de ocorrer durante pelo menos 10 segundos. As pessoas com apneias que duram 30 segundos podem ter consequências mais graves do que as pessoas com apneias que duram 10 segundos.

Uma vez que o IAH representa uma média efectuada durante a noite, não revela padrões de respiração de hora a hora, nem ligações entre a posição do sono e os eventos apneicos. Além disso, como o IAH é calculado durante uma noite num laboratório do sono, pode não ser exato para uma pessoa cujo IAH muda de noite para noite.[54]

A apneia do sono é provavelmente a mais prevalente de todas as perturbações do sono e é classificada como:
- Central
- Obstrutiva
- Misto

Também pode ser,
- Suave
- Moderado
- Grave

Existem vários subtipos clínicos importantes de síndromes de apneia do sono. Estes incluem:
1) Apneia obstrutiva do sono das vias respiratórias superiores
2) Síndrome de Pickwickian,
3) Síndrome de morte súbita do lactente e
4) Síndrome de Resistência das Vias Aéreas Superiores.

A apneia é definida como uma paragem do fluxo de ar que dura pelo menos 10 segundos. A hipopneia é definida como uma redução significativa (30%) do fluxo de ar com uma duração igual ou superior a 10 segundos.

A Academia Americana de Medicina do Sono (AASM) classifica o número médio de eventos de apneia obstrutiva do sono por hora como índice de dificuldade respiratória (IDR). Um RDI de 0 a 5 é normal; 5 a 20 é ligeiro; 20 a 40 é moderado e mais de 40 é considerado grave.[55]

A apneia central do sono (ACS) ocorre quando o cérebro não consegue enviar os sinais adequados aos músculos respiratórios para iniciar a respiração. É frequentemente secundária a doenças do sistema nervoso central, como enfartes e infecções que envolvem o tronco cerebral, ou devido a doenças neuromusculares que envolvem os músculos respiratórios.[56]

A apneia do sono, quer produza uma queixa de sonolência diurna excessiva ou insónia, é uma doença grave e potencialmente fatal.

APNEIA OBSTRUTIVA DO SONO:

A síndrome da apneia obstrutiva do sono é o tipo mais comum, um distúrbio respiratório bem reconhecido caracterizado pela obstrução parcial ou total das vias aéreas superiores durante o sono, causando apneia e hipopneia e, em última análise, dessaturação de oxigénio da hemoglobina.

A apneia obstrutiva do sono é também definida como uma média de, pelo menos, 10 episódios de apneia e hipopneia por hora de sono, que conduz a uma sonolência diurna excessiva devido a uma fragmentação acentuada do sono. A AOS é caracterizada por um IAH de 10 ou mais.[57]

A gravidade da apneia do sono depende da frequência com que a respiração é interrompida. As seguintes médias podem ser utilizadas como guia:

- **Normal** - menos de cinco interrupções por hora.
- **Limítrofe** - 5 a 15 interrupções por hora.
- **Apneia ligeira do sono** - entre 15 e 30 interrupções por hora.
- **Apneia do sono moderada** - entre 30 e 50 interrupções por hora.

Apneia do sono grave - mais de 50 interrupções por hora.[58]

INCIDÊNCIA E PREVALÊNCIA

Estima-se que 2-4% dos homens e 1-2% das mulheres da população em geral sejam afectados pela AOS, mas a prevalência é mais elevada em algumas categorias, como os doentes obesos e os que sofreram um AVC. Nos Estados Unidos da América, a prevalência estimada da AOS em adultos de meia-idade é de 10% para a AOS ligeira, 3,8% para a AOS moderada e 6,5% para a AOS grave. No entanto, estima-se que cerca de 80% a 90% dos doentes dos EUA com AOS não são diagnosticados devido à pouca sensibilização para esta doença por parte do público em geral e dos profissionais de saúde.[60]

No entanto, a prevalência aumenta drasticamente com a idade, estimando-se que seja de 28% a 67% nos homens idosos e de 20% a 54% nas mulheres idosas.

A incidência de SAOS em crianças é de 1% a 3%.[62]

PATOGÉNESE E ETIOLOGIA:

Na via aérea superior, a região onde se encontram a maioria dos fenómenos obstrutivos ligados à AOS é representada pela faringe, especialmente a orofaringe e a hipofaringe. A principal causa da AOS é a redução das forças de expansão dos músculos dilatadores da faringe, em situações como a disfunção do músculo genioglosso, e a descoordenação entre a atividade inspiratória do músculo e o esforço respiratório, que desempenham um papel importante na evolução desta condição.[63]

ETIOLOGIA

Pensa-se que a etiologia por detrás do estreitamento da via aérea faríngea resulta de uma combinação de;

1. Factores anatómicos
2. Factores fisiopatológicos
3. Condições patológicas (específicas do local)
4. Anomalias pediátricas que causam obstrução das vias respiratórias
5. Outros factores[65]

Factores anatómicos:

As alterações anatómicas podem reduzir o espaço aéreo em doentes com AOS moderada a grave e incluem
1. Maxilas e mandíbulas posicionadas posteriormente
2. Planos oclusais íngremes
3. Dentes anteriores excessivamente erupcionados
4. Grandes ângulos goníacos
5. Mordeduras abertas anteriores em associação com línguas longas
6. Paredes da faringe situadas posteriormente
7. Mandíbulas retrognatas
8. Língua e palato mole grandes
9. Grandes volumes de vias aéreas

10. Discrepâncias anteroposteriores entre a maxila e a mandíbula.

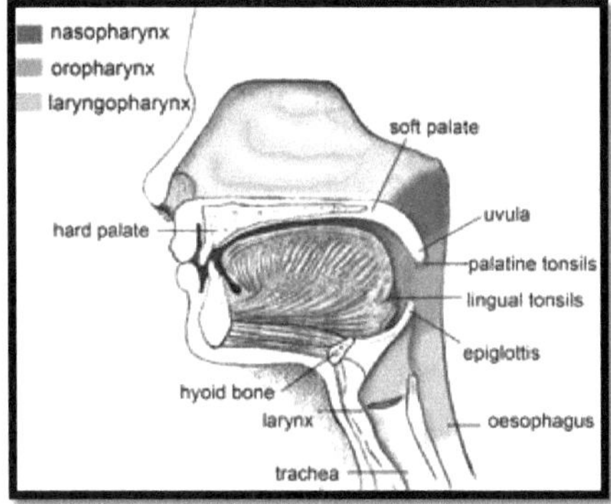

Vista sagital das cavidades nasal e oral
(Fonte da imagem: Figura cortesia de Clete A. Kushida, MD, PhD.)

Factores fisiopatológicos:[66]

1. Fraqueza dos músculos da faringe causada por doenças neuromusculares
2. Discoordenação dos músculos respiratórios durante a inspiração causada por doenças neurológicas degenerativas e doenças do tronco cerebral.

Condições patológicas (específicas do local)

- Nariz

    1. Desvio de septo
    2. Polipose
    3. Hematoma septal
    4. Deslocação septal
    5. Rinite
    6. Hipertrofia da concha

- Nasofaringe

    1. Carcinoma
    2. Hipertrofia adenoideana
    3. Linfoma
    4. Estenose
    5. Retalho faríngeo

6. Papilomatose

- **Boca e** orofaringe

  1. Amígdalas hipertrofiadas
  2. Palato e úvula alongados e/ou espessos
  3. Linfoma das amígdalas
  4. Cisto lingual
  5. Hipertrofia das amígdalas linguais
  6. Macroglossia - Acromegalia
  7. Micrognatia - Congénita ou adquirida.
  8. Lipoma do pescoço
  9. Síndrome de Hunter
  10. Síndrome de Hurler
  11. Queimadura da cabeça e do pescoço Papilomatose

- Laringe

  1. Edema da epiglote
  2. Paralisia das cordas vocais Laringomalácia
  3. Colapso das pregas epiglóticas

Anomalias pediátricas que causam obstrução das vias respiratórias

- Nariz

  1. Atresia das coanas
  2. Polipose
  3. Cisto dermoide
  4. Tumores - Gliomas, teratomas, histiocitomas fibrosos, encefaloceles
  5. Corpos estranhos

- Nasofaringe

  1. Hipertrofia adenoideana
  2. Estenose
  3. Retalho faríngeo para fenda palatina
  4. Tumores

- **Boca e** orofaringe

    1. Amígdalas hipertrofiadas
    2. Macroglossia devido a hemangioma lingual
    3. Macroglossia devido a linfangioma lingual
    4. Micrognatia
    5. Epígrafes
    6. Anquilose da articulação temporomandibular

- Laringe

    1. Atresia traqueal
    2. Lesões intrínsecas da traqueia
    3. Compressão extrínseca (bócio)
    4. Teias laríngeas e traqueais
    5. Doença de Kimura

- **Outros factores:**

    1. Obesidade
    2. O álcool, sobretudo à noite, que relaxa os músculos da garganta e dificulta a reação do cérebro aos distúrbios respiratórios do sono.
    3. Medicamentos, tais como comprimidos para dormir e sedativos. [3,5]

CARACTERÍSTICAS CLÍNICAS

A elevada incidência da apneia obstrutiva do sono (AOS) só recentemente recebeu a atenção que merece, em parte porque os sinais e sintomas deste distúrbio do sono em particular foram ignorados ou tratados sem ter em conta a sua origem.[67]

Os sintomas começam geralmente de forma insidiosa e estão frequentemente presentes durante anos antes de o doente ser encaminhado para avaliação.

Sintomas noturnos

- O ressonar é normalmente alto, habitual e incómodo para os outros. É um incómodo comum, que afecta até 25% dos homens adultos, e resulta da vibração dos tecidos moles das vias aéreas superiores durante a inspiração devido ao aumento da velocidade do ar, que é causado por uma diminuição do tamanho do espaço das vias aéreas. Estudos recentes demonstraram que o ressonar é frequentemente significativo do ponto de vista médico, uma vez que quase todos os doentes com AOS também ressonam. No entanto, os doentes que ressonam podem ou não ter também apneia do sono.[68]
- Apneias testemunhadas que muitas vezes interrompem o ressonar e terminam com um ronco
- Sensações de arfar e de asfixia que despertam o doente do sono
- Sono agitado, com os doentes a queixarem-se frequentemente de despertares frequentes e de se mexerem/voltarem durante a noite
- Outros sintomas noturnos incluem diaforese, refluxo esofágico com azia e laringoespasmo subsequentes, noctúria frequente, boca seca, baba e, raramente, enurese.[69]

Sintomas diurnos

- Acordar sem se sentir revigorado
- Garganta seca ou dor de garganta
- Irritabilidade, depressão, impotência ou redução da libido e cefaleias matinais são outras manifestações clínicas diurnas típicas; no entanto, as cefaleias matinais são sobrevalorizadas como um marcador de SAOS.
- Sonolência diurna excessiva que começa normalmente durante actividades calmas (por exemplo, ler, ver televisão): À medida que a gravidade se agrava, os doentes

começam a sentir-se sonolentos durante actividades que geralmente requerem atenção (por exemplo, escola, trabalho, condução).[70]

Sinais clínicos:

Os achados orofaríngeos podem incluir:

- Um palato mole e uma úvula alongados
- Um palato muito arqueado
- Edema e eritema dos pilares peritonsilares, úvula, palato mole ou orofaringe posterior;
- mucosa faríngea redundante; e
- Língua e amígdalas aumentadas
- Uma glândula tiroide aumentada ou uma infiltração gordurosa proeminente no pescoço sugerem que o excesso de tecido adiposo retrofaríngeo está a contribuir para a obstrução das vias aéreas superiores durante o sono.[71]

CARACTERÍSTICAS CLÍNICAS DA OSA EM CRIANÇAS [72]

Sintomas noturnos:

- Ressonar alto
- Dificuldade/interrupção da respiração
- Sono agitado
- Postura durante o sono (pescoço esticado ou posição de bruços com as nádegas para cima)
- Suores noturnos

Sintomas diurnos
- Sonolência diurna excessiva
- Dificuldades comportamentais e de aprendizagem
- Rinorreia crónica
- Doença recorrente do ouvido médio

Sinais clínicos

- Insuficiência de crescimento
- Voz hipo nasal
- Respiração pela boca
- Faces adenoides
- Amígdalas aumentadas
- Pectus excavatum

FISIOPATOLOGIA

A obstrução das vias respiratórias provoca um ou mais eventos de apneia e/ou hipopneia e resulta na redução do fluxo de ar para os pulmões, produzindo hipoxemia que, eventualmente, faz com que o doente desperte o suficiente para retomar a respiração. Este despertar é uma interrupção do sono do doente, embora muitas vezes não seja suficientemente grave para o acordar completamente. Os doentes com apneia grave têm até 1 minuto de apneia, produzindo uma hipoxemia significativa antes de ocorrer o despertar. Podem apresentar ciclos repetidos de sono/despertar durante a noite. A maioria destes doentes também apresenta ressonar alto que pode causar um despertar independente do causado pela hipoxemia. As interrupções do sono/despertar causadas pela apneia e pelo ressonar resultam numa diminuição da quantidade e/ou má qualidade do sono e, frequentemente, numa queda prolongada e significativa dos níveis de oxigénio no sangue.[73]

O estreitamento ou o fechamento pode ocorrer em um ou mais locais em uma via aérea superior instável (ou seja, na velofaringe, orofaringe ou hipofaringe). A disfunção da via aérea superior e os locais específicos de estreitamento ou fechamento são influenciados pelo tônus neuromuscular subjacente, pela sincronia dos músculos da via aérea superior e pelo estágio do sono. Estes eventos são geralmente mais proeminentes durante o sono de movimento rápido dos olhos (REM) devido à hipotonia dos músculos das vias aéreas superiores caraterística desta fase do sono.[74]

Músculos como o genioglosso e o tensor do véu palatino podem ter uma atividade aumentada nos doentes com AOS acordados, ajudando assim a manter a forma da via aérea superior. No entanto, quando o doente assume uma posição supina e adormece, há uma diminuição da atividade dos músculos genioglosso e tensor do véu palatino, o que resulta numa diminuição do espaço da via aérea. Esta diminuição do tamanho da via aérea pode resultar num aumento da velocidade do ar que passa através da via aérea, aumentando o grau de pressão sub atmosférica. A combinação do aumento da pressão negativa e da diminuição da atividade muscular permite que a língua e o palato mole se desloquem em direção à parede posterior da orofaringe e, frequentemente, entrem em contacto com ela, o que resulta numa diminuição do espaço aéreo. Se o bloqueio não for total, o aumento da velocidade do fluxo de ar durante a inspiração e a expiração pode provocar a vibração dos tecidos moles, nomeadamente da úvula. Noutros doentes, esta combinação de pressão negativa, diminuição da atividade muscular e movimento da língua e do palato mole em direção à parede posterior da faringe resulta num bloqueio completo da via aérea. As condições resultantes podem ser o ressonar e/ou a AOS.[74]

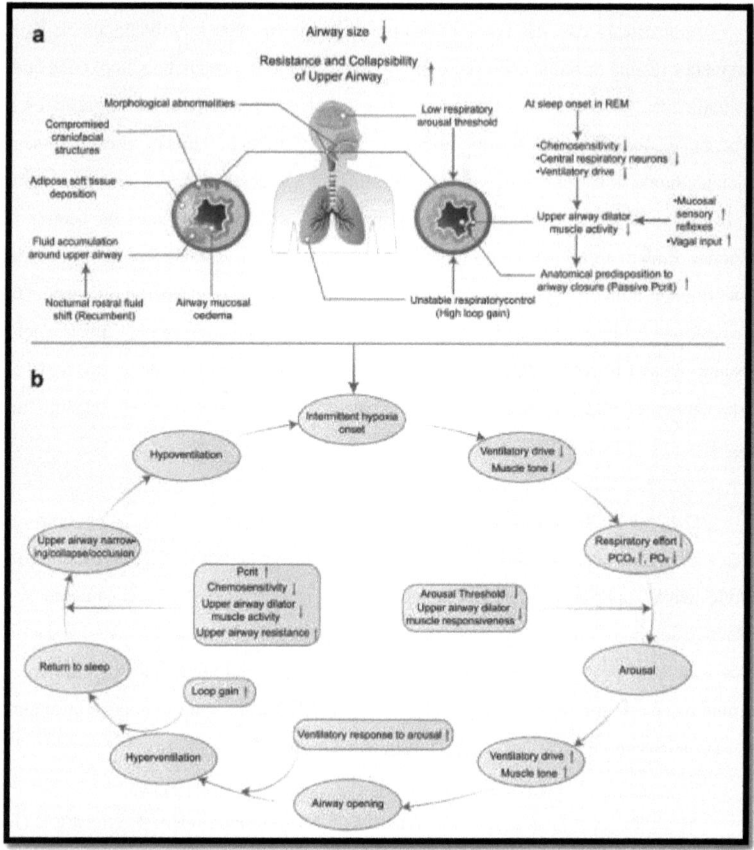

Mecanismos que influenciam o colapso das vias aéreas superiores na patogénese da SAOS

(a) e a interação entre vários factores.
(b) A redução do volume das vias aéreas superiores causada pela obesidade ou por anomalias estruturais craniofaciais e alterações dos tecidos moles é um fator importante no colapso das vias aéreas superiores.
(Fonte: Signal Transduction and Targeted Therapy (2023) 8:218)

A fisiopatologia da obstrução das vias aéreas superiores em bebés e crianças é complexa. A via aérea pediátrica é mais suscetível à obstrução devido ao seu menor calibre, à diminuição do tónus muscular e à posição elevada da laringe. A apneia obstrutiva do sono ocorre quando a via aérea superior colapsa durante a respiração. A região mais facilmente colapsável no bebé humano é a entrada da laringe, seguida do nível das pregas ariepiglóticas. O suporte mecânico para essas áreas complacentes da via aérea superior é derivado dos músculos que circundam a faringe. Foi demonstrado que esse tónus muscular previne o colapso das vias aéreas durante a flexão do pescoço e também durante a inspiração. A contração dos músculos genioglosso e geniohióideo da língua também dilata a via aérea superior e torna-a mais rígida e resistente ao colapso por pressão negativa.[75] A manutenção da via aérea faríngea depende, assim, de um equilíbrio dinâmico entre a força contrátil do diafragma, a resistência da via aérea superior (força de sucção da via aérea) e a força contrátil dos músculos dilatadores da via aérea (força de patência da via aérea). Tanto os factores funcionais como os anatómicos podem alterar o equilíbrio. O sono é o fator funcional mais óbvio que predispõe à obstrução das vias aéreas. Pensa-se que tal se deve a uma redução da atividade muscular das vias aéreas durante o sono, particularmente durante o sono REM. O despertar do sono tem um efeito estimulante potente sobre os músculos dilatadores das vias aéreas superiores. Pensa-se que este é o fator predominante responsável pela cessação espontânea dos episódios de apneia obstrutiva.[76] Drogas como narcóticos, sedativos e álcool, e lesões do tronco cerebral, como a malformação de Arnold Chiari, podem exacerbar ou levar à SAOS ao deprimir a atividade de manutenção das vias aéreas. A principal causa de apneia obstrutiva do sono em crianças é a proeminência do tecido linfoide, que aumenta a carga de resistência das vias aéreas superiores. O estreitamento da abertura da via aérea nasal ou faríngea, como se observa em várias síndromes craniofaciais, pode deslocar a língua posteriormente e resultar numa obstrução. A doença neuromuscular pode causar hipotonia dos músculos da faringe e reduzir a permeabilidade das vias aéreas. A flexão do pescoço também pode predispor ao fechamento das vias aéreas. Foi demonstrado que alguns adultos com SAOS têm respostas ventilatórias anormais durante a vigília, mas uma disfunção ventilatória semelhante é mais duvidosa nas crianças. Um estudo recente de 20 crianças com SAOS não confirmou as respostas ventilatórias anormais através de técnicas de reinalação. No entanto, o número limitado de indivíduos e os casos relativamente mais ligeiros incluídos neste estudo impediram qualquer afirmação conclusiva.[77]

ASPECTOS NEUROPSIQUIÁTRICOS

A apneia obstrutiva do sono é uma doença comum que causa perturbações do sono e hipoxemia. Tanto as perturbações do sono como a hipoxemia têm sido associadas de forma independente a alterações cognitivas e psiquiátricas. A nível neuropsicológico, a SAS tem sido associada a dificuldades na maioria dos domínios cognitivos, incluindo a memória, a atenção, a vigilância, o funcionamento executivo, a perturbação da memória, a concentração, o desempenho e o humor. A velocidade psicomotora, as capacidades visuo-espaciais e as capacidades de construção, a disfunção cognitiva e a exacerbação da psicopatologia também são afectadas e podem estar diretamente relacionadas com a gravidade em doentes de meia-idade. O conhecimento destas manifestações pode ajudar o clínico no diagnóstico e na gestão dos doentes com AOS.[80]

Para além disso, várias doenças e condições neurológicas têm sido associadas à apneia do sono.[81]

Alterações cognitivas na apneia do sono

A perturbação do sono e a hipoxémia têm sido implicadas no desenvolvimento de declínios cognitivos e de desempenho em doentes com apneia do sono. Quanto mais baixas forem as dessaturações de oxigénio, maior será o grau de comprometimento cognitivo. A hipoxemia está altamente correlacionada com a redução do estado de alerta diurno e com o aumento da sonolência diurna. Além disso, quanto maior for a hipoxemia, menor será a capacidade intelectual geral, a fluência verbal e o desempenho em testes executivos e psicomotores. Numerosos estudos demonstram que os doentes com apneia do sono têm um tempo de reação e uma concentração diminuídos. Seiler e colaboradores verificaram que o fluxo sanguíneo cerebral, estudado por Doppler trans craniano, aumentava durante as apneias obstrutivas e diminuía rapidamente após o fim dos eventos de apneia. O autor expressou a preocupação de que o stress vascular crónico causado pela AOS possa resultar em distúrbios microangiopáticos.[82]

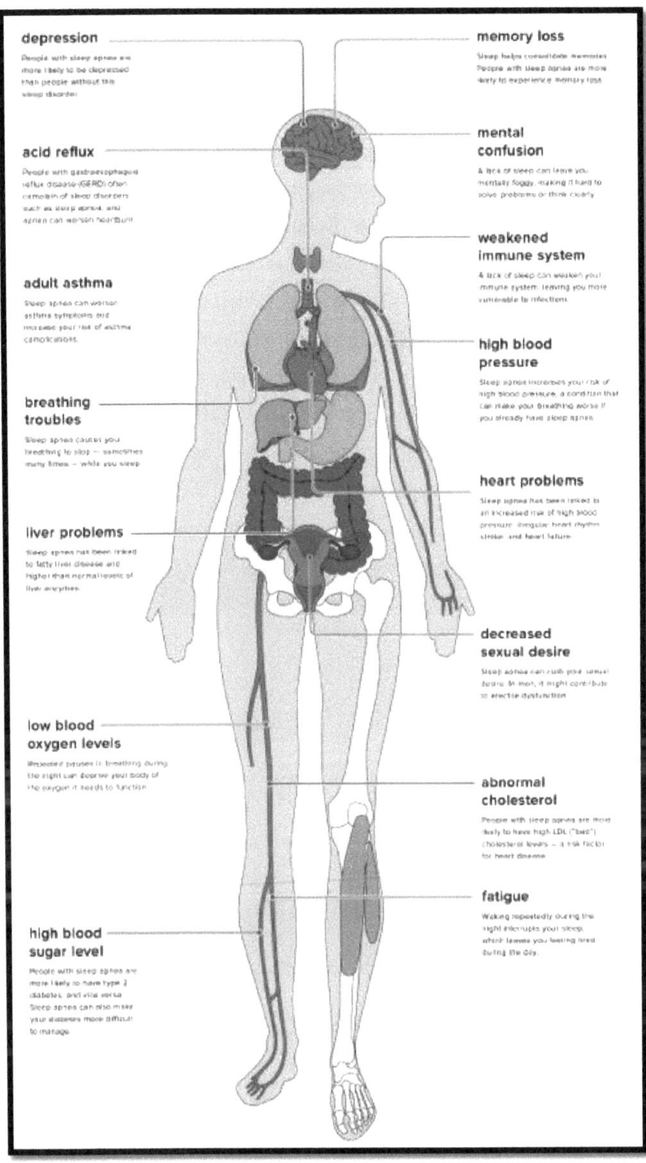

(Fonte: www.pinterest.com)

75

EFEITOS SISTÉMICOS

As doenças cardiovasculares e cerebrovasculares são as doenças debilitantes e potencialmente fatais mais comuns no mundo industrializado . No entanto, as taxas de incidência e mortalidade destas doenças começaram recentemente a diminuir, em grande parte devido à identificação da sua fisiopatologia subjacente, à promoção de comportamentos preventivos e ao desenvolvimento de terapias eficazes. No entanto, há ainda muito a fazer para reduzir ainda mais o peso destas doenças . Uma análise do potencial papel da apneia do sono na patogénese destas doenças é promissora para atingir este objetivo . Na última década, os esforços concertados de muitos investigadores em todo o mundo transformaram a nossa compreensão dos muitos mecanismos pelos quais a apneia do sono pode contribuir para a fisiopatologia e as complicações das doenças cardiovasculares.[84]

EFEITOS FISIOLÓGICOS AGUDOS

Como consequência de apneias obstrutivas repetitivas, as variáveis hemodinâmicas e a atividade autonómica cardiovascular oscilam entre as fases apneica e ventilatória. Os picos da frequência cardíaca e da pressão arterial ocorrem tipicamente 5-7 s após o fim da apneia, coincidindo com o despertar do sono, o pico de ventilação e o nadir do Sa_{O2}. Estes picos repetitivos contrariam a queda habitual da frequência cardíaca e da pressão arterial que acompanham o sono normal e pensa-se que contribuem para as consequências cardiovasculares adversas da apneia obstrutiva do sono (AOS).[85]

Três caraterísticas fisiopatológicas fundamentais da AOS dão origem a estas oscilações cardiovasculares anormais: [86]

1. Geração de uma pressão intratorácica negativa exagerada contra a faringe ocluída.
2. Hipóxia, e
3. Despertares do sono .

Pressão intra-torácica negativa - Os esforços inspiratórios ineficazes são uma caraterística das apneias obstrutivas. A pressão intratorácica negativa exagerada resultante aumenta a pressão transmural do ventrículo esquerdo (VE), aumentando a diferença entre as pressões extracardíaca e intracardíaca, e, portanto, após a carga, mas sem aumentar a PA. Também aumenta o retorno venoso para o ventrículo direito, levando à sua distensão. O consequente deslocamento do septo interventricular para a esquerda pode impedir o enchimento diastólico do VE. Há também evidências de que a pressão intratorácica negativa exagerada durante a apnéia pode prejudicar o relaxamento do VE, o que poderia impedir ainda mais o enchimento do VE. A combinação do aumento da pós-carga do VE com a redução da pré-carga do VE leva a uma redução do volume sistólico durante as apneias obstrutivas que é proporcional à pressão intratorácica negativa gerada.[87]

O feedback aferente vagal da insuflação pulmonar inibe o fluxo simpático, enquanto a apnéia o desinibe. Assim, durante uma suspensão da respiração, o fluxo vasoconstritor simpático para o músculo (MSNA) aumenta progressivamente desde o seu início até ao seu término devido à estimulação hipóxica progressiva. No entanto, durante a fase inicial de uma apneia obstrutiva, o MSNA é suprimido. Isto deve-se aos efeitos das apneias obstrutivas sobre a atividade dos barorreceptores. A pressão intratorácica negativa provoca o aumento da pressão aórtica intratorácica transmural, o que ativa os barorreceptores aórticos e inibe o fluxo simpático. Por outro lado, há uma queda simultânea da PA devido à redução do volume sistólico, que suprime a atividade dos barorreceptores do seio carotídeo e tende a aumentar reflexivamente o fluxo simpático. Como a influência dos barorreceptores aórticos predomina, o efeito líquido é a supressão do MSNA. No final destes eventos, contudo, o MSNA aumenta em resposta à hipoxia. Dependendo da força do estímulo hipóxico e da resposta vasoconstritora simpática , a PA pode, mas não aumenta invariavelmente no final das apneias. [88]

Hipóxia e hipercapnia - Durante as apneias obstrutivas, o efeito simpático-excitatório da hipoxia é amplificado pela apneia e pela retenção de CO_2 . Isto resulta num aumento do tónus vasoconstritor simpático. No entanto, como discutido acima, estes efeitos simpatoexcitatórios não são activados até vários segundos após a apneia. Devido ao atraso circulatório entre o pulmão e os quimiorreceptores periféricos, a deteção do nadir de Sa_{O2} que ocorre nos pulmões no final da apneia não é detectada nos corpos carotídeos até vários segundos depois. Como resultado, os efeitos vasoconstritores e cronotrópicos máximos da hipóxia relacionada com a apneia ocorrem durante a fase ventilatória pós-apneica e estão associados a picos na frequência cardíaca e na pressão arterial. Estes efeitos aumentam as exigências metabólicas do miocárdio face à redução do fornecimento de O_2 . Além disso, a hipóxia intermitente durante as apneias obstrutivas pode deprimir diretamente a contratilidade cardíaca ou reduzir indiretamente o desempenho cardíaco ao causar vasoconstrição pulmonar e aumentar a pressão arterial pulmonar. O grau de dessaturação durante cada apneia obstrutiva tem sido diretamente relacionado com a magnitude do aumento da pressão arterial após a apneia.[88]

Para além da ativação simpática, existe mais um mecanismo que pode contribuir para o aumento da pressão arterial diurna após apneias nocturnas repetidas. Trata-se do efeito pressor da endotelina. A hipoxemia resulta num aumento dos níveis de produção de endotelina. A endotelina é um potente vasoconstritor. Em doentes não tratados, 4-5 horas de apneias nocturnas repetitivas resultam em aumentos significativos da endotelina e da pressão arterial. O tratamento da AOS durante as 4 horas seguintes reduz drasticamente a pressão arterial e os níveis de endotelina quando o indivíduo está acordado. Uma vez que a endotelina tem efeitos hipertensivos sustentados que persistem durante várias horas, a libertação de endotelina mediada pela hipoxemia durante o sono pode resultar numa elevação sustentada da pressão arterial durante o dia em doentes com apneia obstrutiva.[89]

Uma terceira contribuição potencial para a vasculopatia na AOS é a disfunção endotelial. As células endoteliais que revestem os vasos sanguíneos são a fonte de produção de endotelina. Estas células também produzem uma substância vasodilatadora, o óxido nítrico. A capacidade das células endoteliais para gerar óxido nítrico em resposta à infusão de acetilcolina fornece um índice da função endotelial. O comprometimento da função endotelial é caraterístico da hipertensão e da aterosclerose e, teoricamente, também pode resultar da hipoxemia repetitiva e dos surtos pressores evidentes em pacientes com AOS. Anomalias vasculares subtis, como a função endotelial comprometida em doentes aparentemente saudáveis com AOS, podem assim predispor ao desenvolvimento futuro de hipertensão e doença vascular.[89]

Despertares - O despertar é um mecanismo de defesa fundamental que ativa os músculos dilatadores das vias aéreas superiores e evita a asfixia na AOS. No entanto, também contribui para os aumentos abruptos da frequência cardíaca e da pressão arterial após o fim da apneia, mas o grau em que o faz permanece controverso. Um fator de confusão é o facto de os despertares serem acompanhados por um aumento abrupto da ventilação que precede o aumento da frequência cardíaca e da pressão arterial. Isto sugere que o aumento do impulso ventilatório no final da apneia co-ativa neurónios simpáticos cardiovasculares que estão intimamente ligados a neurónios respiratórios no tronco cerebral. De facto, a respiração periódica voluntária durante a vigília provoca picos pós-apneicos na frequência cardíaca e na pressão arterial, mesmo na ausência de hipoxia ou de despertares do sono. As questões são ainda mais complicadas pela observação de que a súbita insuflação pulmonar no final da apneia contraria a ativação simpática induzida pela asfixia causando uma diminuição abrupta do MSNA, que desempenha um papel na queda da PA antes do início da próxima apneia. Em conjunto, estas observações indicam que embora os despertares do sono possam contribuir, não são críticos para o desenvolvimento de picos pós-apneicos na FC e PA.[90]

EXAME

Estruturas de interesse especial [91]

Nariz: A válvula nasal interna, o septo e a coana são áreas de especial preocupação.

Nasofaringe: Esta área é particularmente importante nas crianças porque os adenóides estão normalmente hipertrofiados, produzindo obstrução. Os adenóides hipertrofiados são a causa mais comum de AOS em crianças.

Orofaringe: O palato mole, as amígdalas, os arcos palatoglossal e palatofaríngeo e a língua são estruturas de preocupação. Além disso, o diâmetro da secção transversal da faringe pode ser menor em muitos doentes, desempenhando um papel importante na patogénese da AOS.

Hipofaringe: A base da língua é a estrutura mais influente nesta área.

UMA ABORDAGEM SISTEMÁTICA DO EXAME FÍSICO-

Aspeto geral

Muitos doentes adultos com síndrome da apneia obstrutiva do sono (SAOS) têm excesso de peso ou são obesos. Os doentes com um pescoço largo e curto são propensos a desenvolver SAOS. Muitos doentes com obesidade têm uma faringe estreita. Os perímetros da cintura e do pescoço têm uma forte correlação com a gravidade da apneia do sono. No entanto, as crianças com AOS não são necessariamente obesas; pelo contrário, têm um desenvolvimento deficiente e, geralmente, têm pouco peso. [92]

Caraterísticas faciais e cervicais

As caraterísticas anatómicas normalmente associadas à SAOS incluem micrognatia, retrognatia, pescoço curto e grosso e posicionamento anormal do hioide. A obstrução nasal crónica produz geralmente uma face longa. Certas relações craniofaciais têm um maior potencial para produzir apneia do que outras. [93]

Exame nasal

Nariz e cavidade nasal

A obstrução da passagem nasal pode começar na entrada. A rinoscopia pode revelar desvios do septo nasal e problemas na área valvular. A área de maior resistência no nariz é a válvula nasal; por conseguinte, um pequeno desvio nessa área pode produzir um maior grau de obstrução do que um desvio maior em qualquer outra parte do nariz. O colapso *da válvula nasal externa* pode ser produzido pelo enfraquecimento do rebordo alar ou por uma columela extremamente larga. A *válvula nasal interna* é uma fonte comum de obstrução. Uma pequena deflexão do septo nasal nesta área produz mais obstrução do que em qualquer outra parte do nariz. Os desvios do septo nasal podem produzir obstrução da passagem nasal. Quando o desvio é suficientemente grande, o corneto inferior contralateral desenvolve hipertrofia para compensar o alargamento excessivo da fossa nasal. Este corneto hipertrófico produz por vezes obstrução por si só. [94]

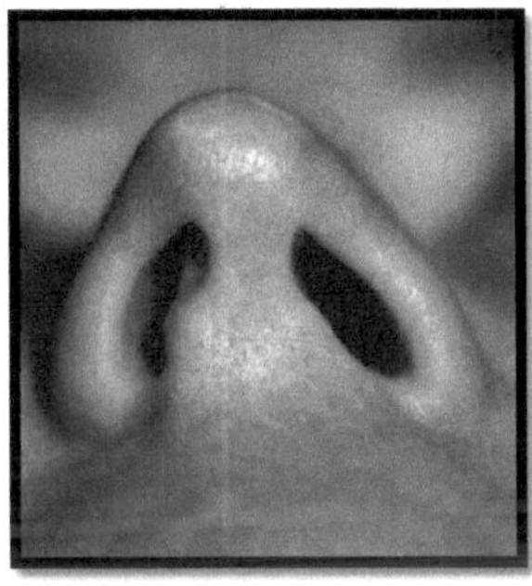

Nariz
(Fonte da imagem: Foda, Hossam. (2004). Rinoplastia externa para o nariz árabe: uma análise da cicatriz columelar. Cirurgia Plástica Estética. 28. 312-6. 10.1007/s00266-003-3126-7.)

A rinite alérgica ou a sinusite podem provocar rinorreia. A rinite, causada por alergias ou por outra etiologia, pode produzir uma obstrução constante do nariz. Este problema é frequentemente agravado à noite, quando o doente está deitado na cama, devido à redistribuição dos fluidos no corpo. A polipose nasal pode ser particularmente incómoda. Muitas síndromes craniofaciais causam hipoplasia da face média que produz obstrução nasal. Em muitos casos, é possível visualizar a rinofaringe, embora por vezes seja necessário aplicar previamente um vasoconstritor tópico. [95]

Nasofaringe

Esta zona pode ser melhor examinada com um endoscópio rígido ou flexível porque está localizada no fundo da cavidade nasal. O problema mais comum nesta zona é a hipertrofia da adenoide. A hipertrofia da adenoide é normal em crianças com idades compreendidas entre os 6 meses e os 5-6 anos. A ausência de hipertrofia é anormal nesta idade. A hipertrofia da adenoide pode ser suficientemente grande para produzir obstrução nasal. A hipertrofia da adenoide em adultos é pouco frequente; no entanto, vários estudos relatam esta patologia em doentes com 52 anos de idade. Este autor encontrou hipertrofia adenoideana confirmada por exame histopatológico em pacientes de até 63 anos de idade. Os tumores são um achado pouco frequente. [96]

Exame oral e orofaríngeo

As anomalias dentárias, como a deformidade de mordida aberta ou a oclusão de micrognatia classe II, são fáceis de detetar. Um palato alto e arqueado é comum em doentes com obstrução nasal crónica. O tamanho da gengiva é importante porque as gengivas hipertróficas estão geralmente associadas à respiração oral crónica. [97]

Paladar

O velum do palato é particularmente importante para a patologia da obstrução das vias aéreas. Um velum longo ou um velum flácido pode produzir obstrução. O palato mole é frequentemente alongado, aumentando a possibilidade de ressonar. Muitos doentes apresentam edema faríngeo e palatino após o sono devido ao trauma induzido pelo ressonar. Aquando do exame, pede-se ao doente que abra a boca e estenda a língua para avaliar o comprimento do palato mole. A classificação de Mallampati é utilizada para descrever o tamanho do palato e a sua relação com o resto das estruturas da faringe. Esta classificação ajuda a prever a dificuldade da entubação orotraqueal. A úvula é geralmente maior do que a da população normal. Este facto deve-se ao edema e ao espessamento do epitélio de revestimento. A úvula dos ressonadores e dos doentes com AOS contém menos músculo do que a dos não fumadores e pode, por vezes, produzir obstrução devido ao edema. [98]

Classificação de Mallampati:

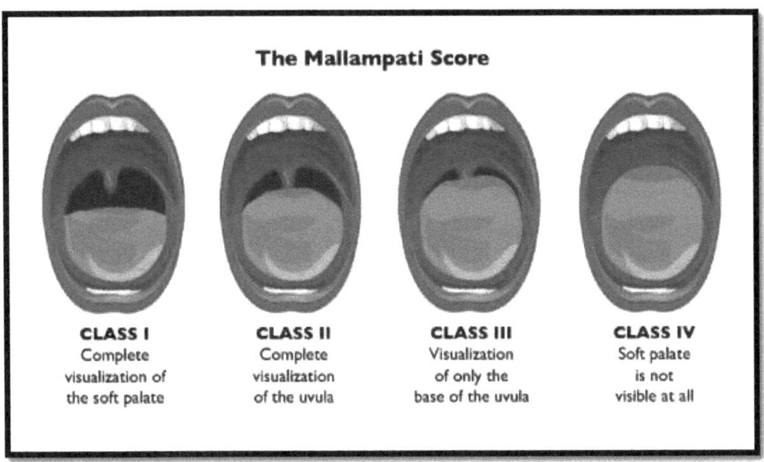

(Fonte: www.clinicaladvisor.com)

Língua

A macroglossia, uma língua aumentada, pode ser encontrada em muitos doentes com obesidade e é comum em doentes com síndrome de Down. A língua pode ser tão grande que produz obstrução das vias respiratórias e tem de ser reduzida através de cirurgia. A base da língua está mais frequentemente envolvida na patogénese da obstrução. Não foi descoberta uma correlação direta entre o tamanho da língua e o índice de apneia-hipopneia (IAH). [99]

Orofaringe

A largura total da faringe é particularmente importante. A redução da largura da faringe devido à obesidade afecta a hipofaringe. A drenagem ao longo da parede posterior da faringe está geralmente relacionada com a hipertrofia da adenoide. A hipertrofia das amígdalas pode provocar obstrução das vias respiratórias. Esta patologia é mais comum em crianças, mas também foi descrita em adultos. A hipertrofia tonsilar ocorre mais frequentemente em amígdalas pedunculadas que rodam em direção à faringe quando o doente se deita. As amígdalas não precisam de ser muito grandes. Foi encontrada uma correlação estatisticamente significativa entre o tamanho das amígdalas e o índice de perturbação respiratória.[100]

Talvez o fator mais importante na AOS seja a colapsibilidade da faringe. A maioria das pessoas com AOS tem uma diminuição do tónus dos músculos da faringe. Isto permite que a faringe colapse mesmo com pequenos níveis de pressão negativa extrafaríngea.

A micrognatia pode ser uma patologia potencialmente fatal em alguns doentes, como os que sofrem da síndrome de Pierre-Robin. Em determinadas circunstâncias, pode ser necessário efetuar uma gossipagem temporária para evitar asfixia até se obter uma via aérea segura. [101]

Hipofaringe

O exame da hipofaringe requer a utilização de um espelho laríngeo, de um endoscópio flexível ou de um laringoscópio de ampliação. Um reflexo de vómito muito intenso é um problema comum em alguns doentes. O reflexo de vómito pode dificultar ou impossibilitar a realização do exame da hipofaringe. A nasofaringoscopia flexível é o método de eleição nestes doentes. O tamanho da hipofaringe pode ser diminuído devido a alterações na base da língua. O diâmetro da hipofaringe está diminuído em doentes com obesidade.

A língua desempenha um papel importante na patogénese do ressonar e da apneia. As amígdalas linguais podem estar hipertrofiadas e podem estar presentes tumores, como os desenvolvidos a partir de uma tiroide lingual. A epiglote pode prolapsar durante a inspiração, produzindo obstrução das vias aéreas. [102]

AVALIAÇÃO RADIOLÓGICA:

Têm sido experimentados diferentes métodos de imagem para a avaliação de doentes com AOS. A avaliação radiológica deve ajudar a fazer um diagnóstico correto e a planear o tratamento adequado. No entanto, nem sempre é esse o caso. A anatomia das paredes da faringe deve ser corretamente avaliada utilizando as várias ferramentas de diagnóstico disponíveis. Anteriormente, a via aérea era avaliada através de medições da atividade electromiográfica durante o sono e da pressão extrafaríngea. No entanto, esses métodos não representavam com precisão o comportamento das estruturas faríngeas que circundam a via aérea. Atualmente, são utilizados diferentes métodos para uma melhor compreensão da via aérea. Os métodos atualmente utilizados são:

1. Nasofaringoscopia flexível,
2. Reflexão acústica,
3. Fluoroscopia,
4. Cefalometria,
5. Tomografia computorizada e
6. Imagem por ressonância magnética. [103]

A vantagem destes métodos é o facto de não serem invasivos, embora alguns deles impliquem a exposição a radiação de raios X.

Nasofaringoscopia flexível

A nasofaringoscopia fornece uma imagem da via aérea superior e podem ser efectuados testes dinâmicos. Este estudo é popular para o exame da AOS. Permite examinar o nariz, todas as porções da faringe e a laringe, tudo num só procedimento. Ao efetuar a nasofaringoscopia, são possíveis testes dinâmicos. Começando na rinofaringe, o esfíncter de Passavant é avaliado durante o fecho do velame do palato. De seguida, pede-se ao doente que efectue a manobra de Müller. Esta manobra é útil para avaliar a colapsabilidade da faringe. A base da língua e os recessos epiglóticos brilhantes são examinados pedindo ao doente que estenda a língua. Também é possível avaliar o diâmetro da faringe e as caraterísticas da epiglote. [104]

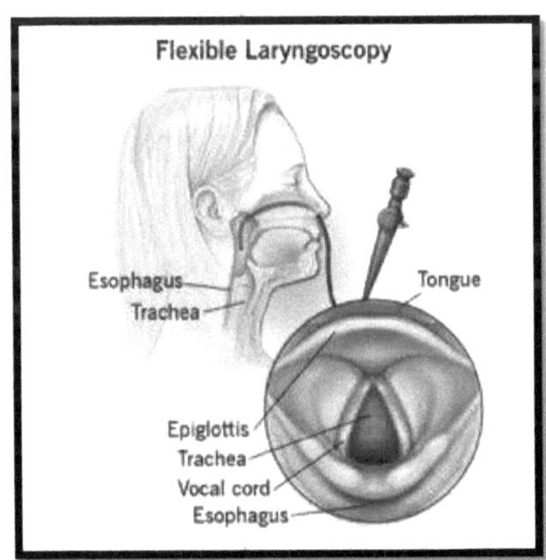

Laringoscopia flexível
(Fonte da imagem: my.clevelandclinic.org)

A manobra de Müller é efectuada com a nasofaringoscopia na faringe. Pede-se ao doente que respire enquanto os lábios estão fechados e o médico fecha as válvulas nasais com os dedos. Desta forma, é criada uma pressão negativa na área da faringe e é possível avaliar os espaços retropalatino, retroglossal e retroepiglótico. [105]

Vantagens da nasofaringoscopia

- Não implica a exposição a radiações.
- É possível efetuar ensaios dinâmicos.
- É útil avaliar a obstrução ao nível retropalatal e retroglossal.
- É facilmente reproduzível no pré-operatório e no pós-operatório.
- O teste pode ser efectuado com o doente na posição sentada ou em decúbito dorsal.
- O teste pode ser efectuado com o doente acordado ou a dormir.
- O teste está amplamente disponível e é relativamente barato.[106]

Desvantagens da nasofaringoscopia

- Trata-se de uma técnica invasiva. Pode causar algum desconforto aquando da introdução da nasofaringoscopia no nariz.
- Dá uma ideia aproximada da faringe, uma vez que é impossível efetuar quaisquer medições.
- A avaliação depende da experiência do examinador.[106]

Reflexão acústica

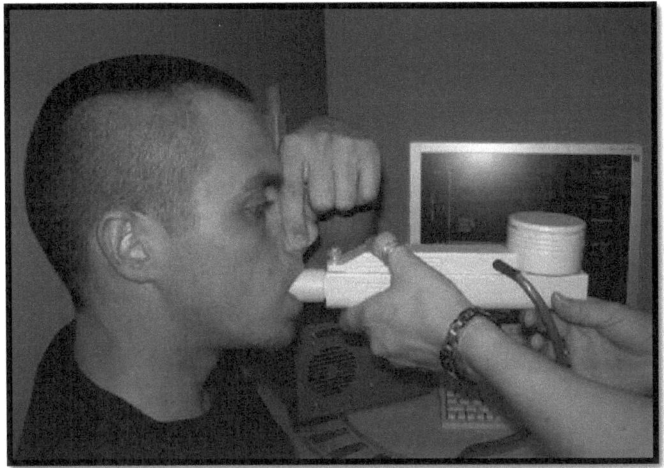

Reflexão acústica

(Fonte da imagem: eccovision.net/pharyngometer/)

O reflexo acústico é uma técnica não invasiva baseada na medição dos ecos das ondas sonoras produzidas pelas vias respiratórias. A onda sonora é medida a partir da boca e é produzida e avaliada a cada 0,2 segundos. A realização de testes dinâmicos é possível. No entanto, a anatomia da via aérea superior é alterada devido à necessidade de utilizar um adaptador oral que mantém a boca aberta. Também não fornece informações adequadas sobre a parede da faringe. Outra técnica (Rhino metrics) utiliza um tubo passado pelo nariz até à faringe e ao esófago. A onda sonora é produzida no interior do tubo e a reflexão produzida pelas diferentes áreas de compressão é analisada. Isto pode dar uma ideia da posição das áreas de compressão nos diferentes níveis da faringe. As vantagens do método são o facto de ser isento de radiação e poder ser utilizado durante o sono; a repetição do estudo é fácil. [107]

As desvantagens são o facto de ser uma técnica invasiva (embora minimamente). Pode ser desconfortável para alguns doentes. Revela apenas a posição das áreas de compressão e não as estruturas ou mecanismos que a produzem, pelo que deve ser combinada com outros métodos de diagnóstico. [108]

Fluoroscopia

A fluoroscopia tem a vantagem de produzir imagens dinâmicas com o doente sentado ou reclinado, acordado ou a dormir. É útil para avaliar as áreas de obstrução na posição supina. No entanto, não é suficientemente sensível para medir alterações na secção transversal da via aérea. As desvantagens da técnica são o facto de o doente estar muito exposto à irradiação de raios X e de não ser possível efetuar cortes seccionais da área. Esta situação tornou a técnica pouco prática e limitou a sua utilização. [109]

Definições de Alguns Pontos Cefalométricos Radiográficos Frequentemente Utilizados em Estudos das Vias Aéreas Superiores [110]

1. AA. Arco anterior do atlas. O ponto mais anterior (ventral) do arco anterior do atlas (C I) que se supõe estar no plano sagital mediano.
2. ad. Intersecção da linha traçada perpendicularmente à vertical pterigoide (PTV) e 5 mm acima da espinha nasal posterior (PNS) com a parede posterior da nasofaringe.
3. ad1. Intersecção da linha PNS-be (bastião) com a parede posterior da nasofaringe.
4. ad2. Intersecção da linha PNS-ponto médio da Sella (so) e a parede posterior da nasofaringe.
5. ser (também Ba). Linha do bastião. Limite mais posterior do ponto mais baixo da linha média na margem anterior do forame magno (é o bastião externo ou ectobionte).
6. C2 (cv2p II). O ponto mais posterior da margem inferior do contorno do corpo da segunda vértebra cervical (eixo).
7. C3 (cv3p II). O ponto mais posterior da margem inferior do contorno do corpo da terceira vértebra cervical.
8. C4 (CV4pll). O ponto mais posterior da margem inferior do contorno do corpo da quarta vértebra cervical.
9. C2c (CV2CII). Ponto médio antero-posterior da margem inferior do corpo da segunda vértebra cervical (eixo).
10. C3c, C4c, C5c. Estes pontos cefalométricos radiográficos correspondem à posição de C2c nas respectivas vértebras cervicais.
11. ho (também Ho). Homeriano. O ponto de contacto mais posterior do vômer com o corpo do osso esfenoide. Supõe-se que se situa no plano médio-sagital, entre as

asas do vômer. Numa radiografia cefalométrica lateral, a hormona é o ponto em que a borda posterior ou crista coanal do vômer encontra o contorno faríngeo da base do crânio, e presume-se que se situa no plano mediano.

12. Hy. Arco hioide. O ponto mais superior da superfície anterior do contorno do corpo do osso hioide. Assume-se que este ponto se situa no plano sagital mediano do osso hioide.

13. em. A extremidade inferior da perpendicular do sops à linha que une o PNS ao AA.

14. od. Odontoide. Este é o ponto mais superior na ponta do processo odontoide como visto numa radiografia cefalométrica lateral.

15. op. Opisthion externo. Limite mais anterior do ponto mais baixo, que se supõe situar-se na linha média, na margem posterior do.

16. foramen magnum.

17. PNS. Trata-se de um ponto cefalométrico lateral, radiográfico, construído, situado na intersecção da continuação da parede anterior da fossa pterigopalatina com o pavimento do nariz. Presume-se que marca o limite posterior da maxila.

18. correr. Retro gnátio. O ponto mais inferior da superfície posterior da sínfise da mandíbula, que se supõe estar no plano mediano.

19. assim. Ponto médio da linha de auto-colagem.

20. sops. Sincondrose esfero-occipital. O ponto mais inferior no meio ântero-posterior da sincondrose esfero-occipital, como visto numa radiografia cefalométrica lateral.

21. ATM. Um ponto construído no contorno ósseo da fossa glenoide. Situa-se onde o prolongamento da linha que une o gnátio ao ponto mais posterior e superior do côndilo esquerdo intersecta o contorno da fossa glenoide.

22. cv2tg. A linha média mais posterior aponta para a curvatura superior da ponta do processo odontoide.

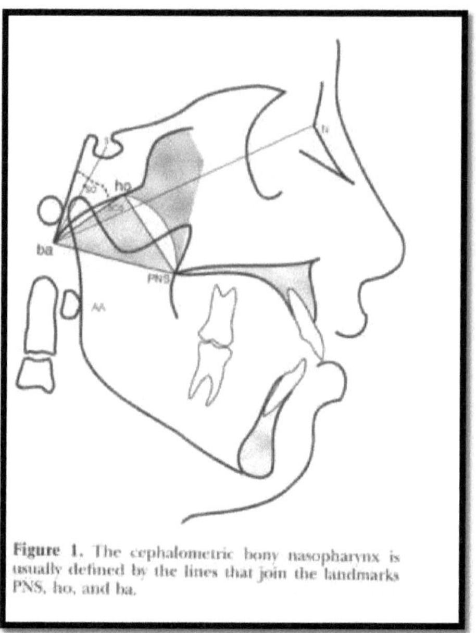

(Fonte da imagem: www.researchgate.net)

Linhas de Referência Utilizadas em Estudos Radiográficos Cefalométricos das Vias Aéreas Superiores[111]

1. Eixo cervical. A linha od-C5c.
2. Plano de Frankfurt. A linha formada pela união da porção esquerda com a orbital esquerda. Esta linha pode ser prolongada em qualquer direção.
3. Tangente do odontoide. A linha que passa por cv2p e é tangente à superfície posterior do contorno do processo odontoide.
4. Linha palatina. Numa radiografia cefalométrica lateral, o plano palatal é representado por uma linha que une as espinhas nasais posterior e anterior (PNS-ANS). A linha palatina pode ser estendida em qualquer direção.
5. Pterigoide vertical (PTV). Esta linha passa pela fissura pterigomaxilar e é perpendicular ao plano de Frankfort.

Anatomicamente, os limites esqueléticos da nasofaringe são:[111]

1. Anteriormente, as estruturas ósseas que constituem as aberturas coanais são geralmente consideradas como o bordo dorsal ou a crista coanal do vômer.

90

2. Superficialmente, a superfície faríngea do corpo do osso esfenoide e da parte basilar do osso occipital.

3. Posteriormente, a metade cranial da superfície anterior do arco anterior do atlas (Cl), enquanto Tobias21 inclui a superfície ventral do áxis *(C2)* como parte do "fundo ósseo" da nasofaringe.

4. Caudalmente, a nasofaringe é definida osteologicamente por uma linha reta que une a espinha nasal posterior ao ponto mais anterior, AA, no arco anterior do atlas.

Geometricamente, o teto da nasofaringe óssea no plano sagital mediano tem a forma de uma empena. A parte anterior da empena é formada por uma linha que une a espinha nasal posterior à hormona, ou seja, o ponto de contacto discoidal do vômer com o osso esfenoide. Nos seres humanos, esta linha situa-se num plano que se aproxima da direção principal dos processos pterigóides, ou seja, o plano coanal. Uma linha que une a hormona e o bastião forma a parte posterior da empena. Esta linha é utilizada por convenção, embora exclua a região entre o bastião e o AA, que contribui para a parede posterior da nasofaringe. O teto ósseo da nasofaringe é constituído pelo aspeto inferior do clivus, que é formado por porções medianas dos ossos esfenoide e occipital.[112]

As medições lineares habitualmente utilizadas em estudos das vias aéreas superiores são [111]

1. Comprimento da base craniana anterior (prevelar) (S-N).

2. O comprimento da parte pós-elar da base posterior do crânio (be-S).

3. O comprimento total ou efetivo da base do crânio (be-N).

4. O comprimento do palato (pavimento da cavidade nasal). A distância entre o SNP e o SNA.

5. a altura posterior da cavidade nasal (S-PNS).

6. O diâmetro vertical das aberturas das coanas (ho e PNS).

7. O comprimento do clivus faríngeo (be to ho).

8. O comprimento do pavimento da nasofaringe (AA a PNS).

9. A profundidade total da nasofaringe. A distância do be ao PNS.

10. O comprimento efetivo do maxilar (da ATM ao SNA).

11. Altura facial anterior superior (N e ANS).

12. A distância de so a in.

13. A distância de AA a Hy.

14. A distância de Hy a correr.

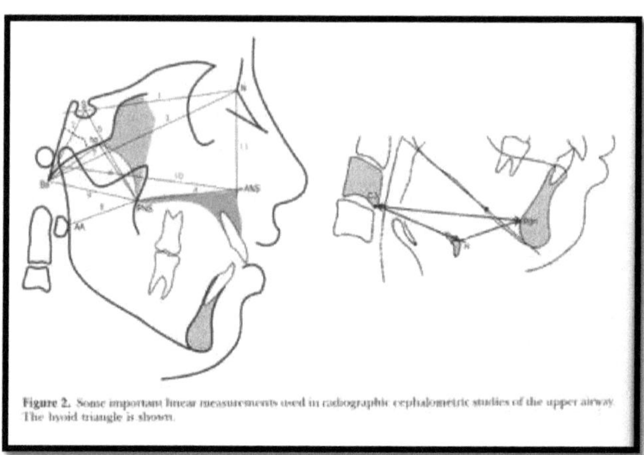

Figure 2. Some important linear measurements used in radiographic cephalometric studies of the upper airway. The hyoid triangle is shown.

(Fonte da imagem: *Seminários em Ortodontia, 10*(1), 3-15).

As medições angulares comumente usadas em estudos das vias aéreas superiores incluem:[113]

1. O ângulo de sela compreendido entre as rectas que unem Be a Areia S a N (be-S-N).

2. O ângulo entre a base anterior do crânio e o ponto A no maxilar.

3. O ângulo entre a raia palatina (PNS-ANS) e a base anterior do crânio (S-N).

4. O ângulo da profundidade nasofaríngea. O ângulo incluído be-S-PNS.

5. O ângulo vertical da nasofaringe. O ângulo incluído PNS-be-S.

6. O ângulo do teto da nasofaringe. O ângulo incluído be-ho-PNS.

7. O ângulo crânio-cervical compreendido entre a extensão superior da tangente à superfície posterior do processo odontoide e a extensão posterior do be-S solitário.

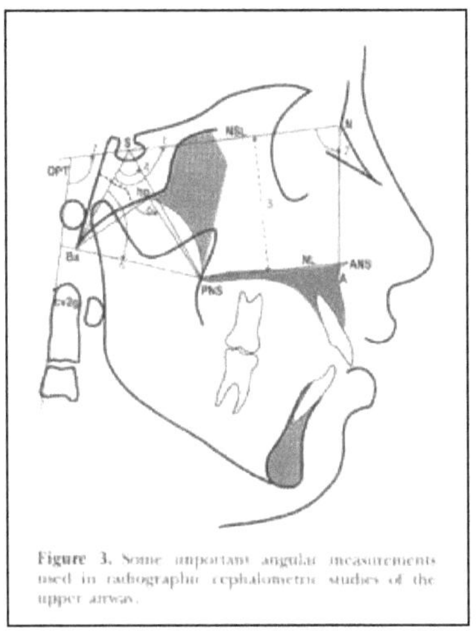

Figure 3. Some important angular measurements used in radiographic cephalometric studies of the upper airway.

(Fonte da imagem: Journal of Pharmacy and Bio allied Sciences).

Algumas medidas de área usadas em estudos cefalométricos radiográficos das vias aéreas superiores são:[113]

1. A área da nasofaringe óssea é frequentemente definida como um trapézio demarcado pelas seguintes linhas AA-PNS; a vertical do pterigoide entre PNS e a intersecção desta linha vertical com a linha be-N; uma linha traçada através de AA, paralela à vertical do pterigoide e estendida para intersectar a linha be-N; a secção da linha be-N entre a vertical do pterigoide e a vertical erigida através do ponto AA.

2. A área do tecido adenoide contida no trapézio que representa a nasofaringe.

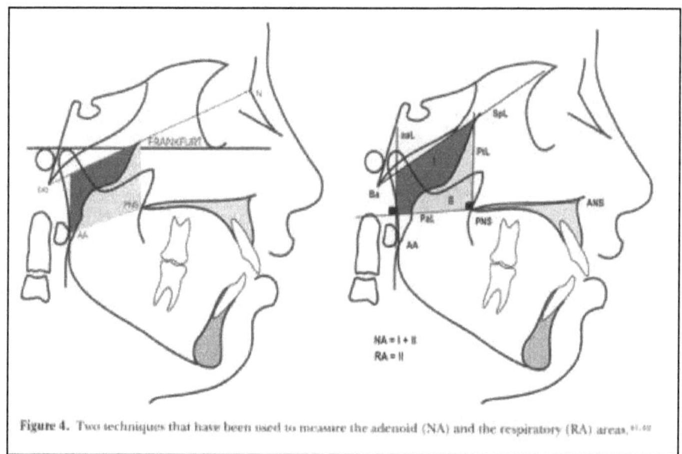

(Fonte da imagem: Análise Comparativa das Diferenças na Morfologia Dentofacial de Acordo com a Pressão da Língua e dos Lábios. *Diagnostics* 2021, *11*, 503).

Percentagens e Rácios Utilizados em Estudos Radiográficos Cefalométricos das Vias Aéreas Superiores São:

1. A percentagem de adenoide: percentagem da área óssea da nasofaringe ocupada pela área de tecido adenoide.
2. A percentagem da linha so-in coberta por tecido adenoide.

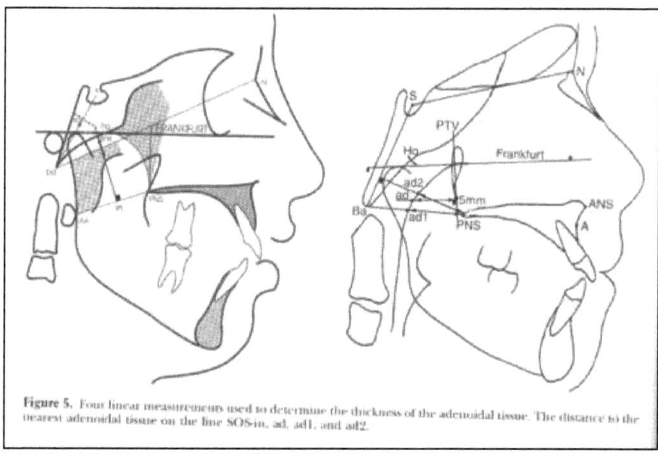

(Fonte da imagem: *Seminários em Ortodontia, 10*(1), 3-15).

A morfologia cefalométrica de pacientes com apneia obstrutiva do sono (AOS) [114]

Um estudo prospetivo foi conduzido por J. M. Abattage e P. R. Lestrange, que analisaram as radiografias cefalométricas laterais de 59 homens brancos caucasianos dentados. Trinta e cinco pacientes com apneia obstrutiva do sono (AOS) comprovada constituíram o grupo experimental, enquanto 24 indivíduos sem história de doença respiratória actuaram como controlos. As radiografias foram traçadas e digitalizadas, e as caraterísticas dos tecidos duros e moles foram comparadas entre os grupos.

Temas

O material para este estudo foi constituído por radiografias cefalométricas laterais de 59 indivíduos do sexo masculino, brancos, dentados, registadas com a mandíbula na posição de máxima intercuspidação. Trinta e cinco indivíduos, com diagnóstico de AOS confirmado por polissonografia no Departamento *de* Medicina Torácica do Prince Charles Hospital, Brisbane, constituíram o grupo experimental. Os restantes 24 indivíduos serviram de controlo: nenhum deles ressonava, apresentava antecedentes de perturbações respiratórias ou sofria de sonolência diurna. [115]

MÉTODOS

Radiografia

Os cefalogramas laterais foram efectuados segundo um procedimento padronizado. Com o indivíduo posicionado em posição cefálica, a linha média da língua foi pintada com uma fina camada de meio de contraste de sulfato de bário para auxiliar na identificação do seu contorno. Para fixar a 1yoide numa posição consistente, pediu-se ao doente que inspirasse lentamente e depois expirasse, mantendo esta última posição enquanto a película era exposta. Este procedimento foi ensaiado várias vezes antes de a película ser efetivamente tirada.[116]

Análise cefalométrica

As radiografias foram traçadas, orientadas com o plano maxilar horizontal e foram identificados 25 pontos convencionais de tecidos duros e moles (Fig. I). Foram registados 22 pontos adicionais relacionados com as vértebras cervicais, a orofaringe, a epiglote, o palato mole e a língua (Fig. 2). As definições dos pontos de referência adicionais e dos pontos convencionais que não estão em conformidade com as normas britânicas (BSI, 1983) são dadas nas legendas anexas. Os pontos foram digitalizados duas vezes numa sequência pré-determinada com uma tolerância de 0,2 mm e o valor médio foi registado. Foram registados os contornos dos tecidos moles da língua e do palato mole.[117]

As películas foram automaticamente realinhadas para a horizontal maxilar e uma linha de referência vertical foi retirada da Sella. Todos os cálculos foram efectuados com esta orientação. Foram calculadas quarenta medidas angulares, lineares e proporcionais, bem como as áreas do espaço intermaxilar, do palato mole e da língua (Fig. 3, Tabela 3). Para ter em conta as diferentes ampliações dos cefalos, todas as medidas foram convertidas em tamanho natural.[118]

Resultados

Achados cefalométricos

Radiografias de indivíduos com AOS e do grupo de controlo com caraterísticas faciais muito semelhantes, mas com dimensões das vias respiratórias grosseiramente diferentes.

Variáveis cefalométricas padrão

Nenhum dos parâmetros cefalométricos padrão apresentou diferenças significativas entre o grupo AOS e o grupo de controlo, e corresponderam aos de uma população normal. O SNA, SNB, ANB, o ângulo do plano maxilo-mandibular (MM) e a altura da face anterior inferior foram iguais em ambos os grupos.

Em termos dentários, não se verificaram diferenças entre a posição dos dentes nas categorias AOS e controlo. A sobressaliência, a sobremordida e a inclinação axial dos incisivos superiores e inferiores em relação aos respectivos planos eram normais. Embora os intervalos destes valores tenham variado, fizeram-no igualmente nos indivíduos com AOS e nos indivíduos de controlo.[119]

Outras medições da face e do crânio

Aqui foram observadas diferenças significativas. O ângulo da base do crânio (Ba-S-N) \Vas significativamente mais pequeno (37 graus) nos indivíduos com AOS e o comprimento da base anterior do crânio foi reduzido (2,4 mm). Isto indica um encurtamento da dimensão ântero-posterior do crânio e, por conseguinte, uma face mais recuada.[120]

O comprimento do corpo mandibular (gónion à menção) foi reduzido em 5,9 mm no grupo OSA *(P = 0,002)*. Ao registar esta distância no plano horizontal, para ter em conta as variações na inclinação do plano mandibular, foram encontradas as mesmas diferenças. O gonion to mention foi 6,6 mm mais curto e o gonion to point B 5,6 mm menor nos indivíduos apneicos. [121]

O comprimento do espaço intermaxilar - distância entre a parede posterior da faringe e a face lingual do incisivo inferior, ao nível do plano oclusal (Fig. 2) - foi 5,7mm menor nos indivíduos com AOS *(P = 0,001)*. A área do espaço intermaxilar também estava reduzida, em 4,1 cm2, indicando uma falta de compensação vertical para o desenvolvimento antero-posterior diminuído;

Medições de tecidos moles.

Não foram encontradas diferenças em nenhuma das medidas dos tecidos moles registadas. A posição, o comprimento e a espessura dos lábios não apresentaram diferenças estatísticas entre o grupo AOS e o grupo de controlo.[122]

A coluna cervical e o hioide

A distância da C2 a uma perpendicular caída da Sella foi significativamente menor (3,6 mm) em indivíduos com AOS.

Apesar de se ter examinado a posição do hioide nas direcções horizontal, vertical e oblíqua, a única diferença entre os dois grupos foi na medida do hioide até ao ponto B (3,3 mm mais curto nos indivíduos com AOS). É muito provável que este facto seja um reflexo da mandíbula curta e não de uma posição caraterística do próprio osso hioide.[123]

Medições orais e faríngeas

Orofaringe

As medições efectuadas nos quatro níveis da via aérea pós-palatal, desde o limite superior da orofaringe até à ponta da úvula, revelaram diferenças estatísticas de elevado grau entre os dois grupos. Estas diferenças foram maiores (p = 0,000) quando o palato mole era mais espesso, ao nível da ponta dos incisivos inferiores, sob a zona de máxima protrusão do palato mole na via aérea. [124]

Palato mole e cavidade oral

A área do palato mole aumentou 0,8 cm^2 (ou 15 por cento) nos doentes com AOS, mas não se registaram diferenças no comprimento do palato ou na distância horizontal entre o PNS e a ponta da úvula.

A área da língua não mostrou diferenças entre os dois grupos. No entanto, o seu tamanho em relação ao espaço intermaxilar (a proporção da língua) foi significativamente maior (0,4 por cento, $P = 0,019$) nos indivíduos com AOS. Tal como no caso da via aérea orofaríngea, registou-se uma variação acentuada intragrupo e uma sobreposição considerável entre as medições dentro de cada grupo.[125]

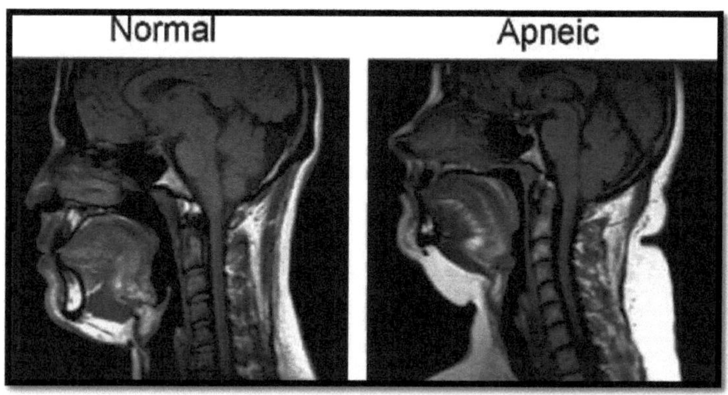

Tomografia computorizada

Tomografia computorizada

A tomografia computadorizada produz imagens de excelente resolução para avaliar tanto os tecidos moles quanto as estruturas ósseas do complexo faringe-laringe. Tem a vantagem de produzir cortes axiais e coronais. Também é possível efetuar reconstruções sagitais. As medições podem ser efectuadas com a tomografia computorizada. A reconstrução volumétrica e as imagens tridimensionais são possíveis com os equipamentos mais recentes (TAC helicoidal). Nos estudos de TC, é possível visualizar a diferença na forma da faringe entre não fumadores, ressonadores e doentes com AOS. As suas vantagens são o facto de estar amplamente disponível e de os scanners mais recentes poderem realizar o estudo muito rapidamente. São possíveis reconstruções volumétricas e tridimensionais da via aérea e de outras estruturas parafaríngeas. O estudo é efectuado em posição supina. [126]

As desvantagens do estudo são o facto de envolver radiação, o que limita o número de estudos que podem ser realizados. É também relativamente dispendioso. A imagem atual está no plano axial, pelo que é necessário efetuar uma reconstrução para obter uma imagem sagital

A tomografia computadorizada de alta velocidade (com feixe de electrões) tem sido utilizada para correlacionar a imagem com as diferentes fases do ressonar. No entanto, devido ao custo do estudo e à exposição à radiação, este estudo é indicado apenas para fins de investigação. [127]

Imagem por ressonância magnética

A RM é provavelmente o melhor estudo imagiológico para os doentes com AOS devido à sua excelente resolução na posição supina. Fornece uma visão detalhada da gordura e dos tecidos moles das paredes da faringe e da sua relação com a via aérea. Também é possível obter imagens sagitais, coronais e axiais, bem como reconstruções tridimensionais. É possível efetuar medições das diferentes estruturas e do seu volume. Tem a vantagem de ser isento de radiação, possibilitando assim a realização de vários estudos. [128]

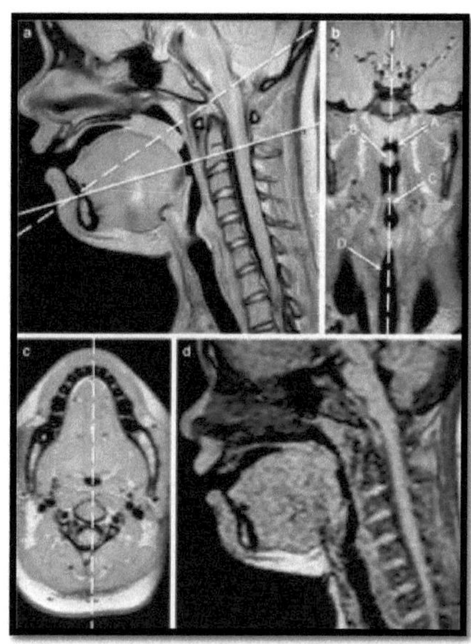

Imagem por Ressonância Magnética
(Fonte da imagem: Pediatric Radiology.)

No entanto, o ruído e o design incómodo da máquina tornam difícil dormir nela.

A RM está a começar a ter um papel na avaliação dos doentes antes e depois de cirurgias como a uvulopalatofaringoplastia, a ressecção da base da língua ou a cirurgia do músculo genio-hioideu. A RM é um estudo dispendioso, especialmente com as tecnologias mais recentes, tornando o seu preço o verdadeiro limite ao número de estudos que podem ser efectuados.[129]

DIAGNÓSTICO:

A primeira pergunta a fazer aos doentes suspeitos de sofrer de AOS é se ressonam e, em caso afirmativo, se ressonam alto ou baixo, com frequência ou com pouca frequência, e apenas quando estão deitados de costas ou de lado. Na maioria dos casos, os doentes não conseguem ouvir o seu próprio ressonar. Mesmo que admitam que lhes dizem que ressonam, os doentes têm frequentemente tendência para subestimar a intensidade e a frequência do seu ressonar. O ressonar marcado por alterações frequentes do volume e da frequência (em oposição ao ressonar calmo e constante) é altamente sugestivo de AOS.

Pode ser necessário um parceiro de cama ou uma pessoa do agregado familiar para dar uma descrição exacta do ressonar do doente. Se o doente viver sozinho, pode ser colocado um gravador perto da cama e utilizado para registar as horas de sono para avaliar o ressonar. [130]

A segunda questão relacionada com a AOS é se os doentes têm sonolência diurna excessiva. Os doentes podem ter dificuldade em descrever a sua sonolência e podem chamar-lhe "cansaço" ou "fadiga". Os médicos devem perguntar aos doentes exatamente o que querem dizer, e podem ter de perguntar diretamente: "Quer dizer que tem sono a maior parte do tempo?" Os doentes podem então responder voluntariamente que acordam com sono e que permanecem incontrolavelmente sonolentos ao longo do dia, especialmente quando se envolvem em actividades passivas (por exemplo, ler, ver televisão ou mesmo conduzir um automóvel). [131]

O cônjuge ou parceiro de cama de um doente pode normalmente descrever o comportamento do sono muito melhor do que o próprio doente. Por isso, *é fundamental* que o parceiro de cama esteja presente durante a entrevista. Embora os doentes possam dizer que estão "um pouco sonolentos", as pessoas que vivem com os doentes podem descrevê-los como estando muito sonolentos. Se lhes for perguntado, os doentes podem admitir que tiveram um ou mais acidentes de viação ou quase acidentes devido à falta de atenção ou ao adormecimento durante a condução. Os doentes que sofrem de AOS têm uma probabilidade significativamente maior de sofrer um acidente de viação quando comparados com pessoas que não sofrem de AOS.[6] A sonolência diurna excessiva pode também manifestar-se como dificuldade de concentração, de memória ou de raciocínio. Devem ser eliminadas outras causas de sonolência, como a privação de sono, o trabalho por turnos, a depressão, o hipotiroidismo ou a utilização de comprimidos para dormir, sedativos ou álcool em excesso. Outras perturbações do sono, como a narcolepsia, devem ser excluídas. [132]

A terceira pergunta a fazer (que deve ser dirigida ao parceiro de cama, se possível) é se o doente tem episódios durante o sono em que a respiração pára. O parceiro de cama pode descrever períodos em que o doente ressona alto, seguidos de silêncio ou de ausência total de respiração, com duração de alguns segundos até um minuto ou mais. No momento em que o doente acorda do episódio de apneia e as vias respiratórias se abrem, normalmente respira fundo, alto e ofegante, o que pode ser acompanhado de movimentos corporais bruscos. O ruído e os movimentos corporais podem acordar o parceiro de cama.

Para além das três perguntas anteriores, outra pergunta útil a fazer é se o doente tem a boca seca ao acordar durante a noite ou de manhã. A maioria dos ressonadores e doentes com AOS têm a boca seca porque normalmente respiram pela boca quando dormem. [134]

Outro fator na presença de AOS é a noctúria, que está presente em cerca de um terço dos doentes. Os episódios de apneia provocam um aumento da secreção do fator natriurético atrial, que provoca diurese durante a noite. O que pode parecer um problema prostático pode, na realidade, ser uma diurese causada pela AOS.

A hipertensão é outro indicador importante da presença de AOS, uma vez que cerca de metade dos doentes com hipertensão essencial têm AOS e cerca de metade de todos os doentes com AOS têm hipertensão essencial. De facto, nos últimos dois anos, sete grandes estudos demonstraram que a AOS é um fator de risco independente para a hipertensão e, geralmente, quanto mais grave for a AOS, mais prevalente e grave é a hipertensão. O tratamento bem sucedido da AOS está associado a uma redução significativa dos níveis de tensão arterial. Um estudo recente a longo prazo também mostrou que os doentes normotensos com AOS têm muito mais probabilidades de desenvolver hipertensão ao longo de um período de quatro anos do que os doentes sem AOS. [135]

Se a monitorização ambulatória da tensão arterial indicar que um doente é um "não-dipper" (ou seja, a tensão arterial durante o sono não desce, ou "dip", em pelo menos 10% como normalmente acontece quando comparada com o nível médio da tensão arterial em vigília), então as hipóteses de o doente ter AOS aumentam.

A obesidade é um indicador importante da presença de AOS. Muitos doentes com AOS podem referir um aumento de peso recente, juntamente com um aumento do ressonar e da sonolência. O risco de AOS é particularmente elevado nos doentes obesos que têm um perímetro do pescoço grande e obesidade central (ou seja, um rácio cintura-quadril grande). Embora cerca de 70 por cento dos doentes com AOS sejam obesos, as pessoas magras também podem ter AOS.

A AOS pode ser agravada pela privação de sono, ingestão de álcool, tabagismo, utilização de depressores do sistema nervoso central e congestão nasal crónica.[136]

TESTES PARA O DIAGNÓSTICO DA APNEIA OBSTRUTIVA DO SONO

Polissonografia:

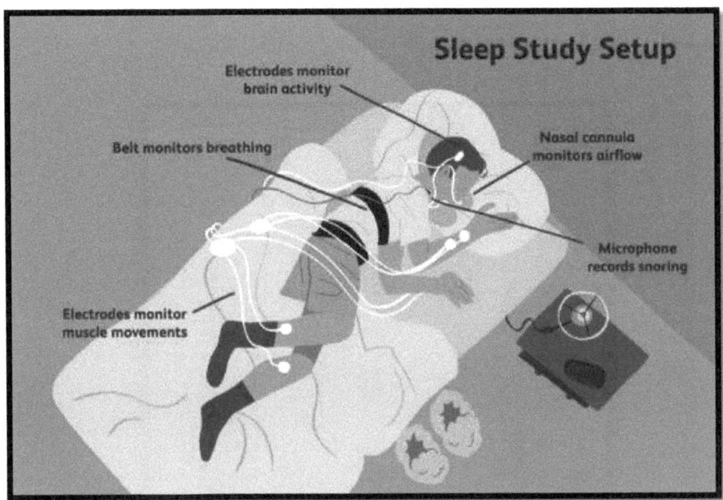

Polissonografia
(Fonte da imagem: www.raosentcare.com)

O padrão de ouro para um diagnóstico preciso da AOS é uma avaliação polissonográfica realizada numa unidade de distúrbios do sono. Durante esta avaliação nocturna, é possível quantificar o número de apneias e hipopneias, medir a sua duração, determinar a sua relação com a posição do corpo e as fases do sono, medir o nível de dessaturação de oxigénio e quantificar a existência de episódios arrítmicos. Estas informações determinam a gravidade da doença e ajudam a determinar a escolha do tratamento. [143]

Teste de latência múltipla do sono (MSLT):

O MSLT foi concebido para avaliar a propensão do doente para dormir e é particularmente valioso nos doentes em que os resultados da PSG nocturna são normais e a etiologia da sonolência diurna permanece desconhecida. Este estudo não invasivo é realizado num laboratório do sono após uma PSG nocturna. Todos os medicamentos psicoactivos devem ser suspensos durante, pelo menos, 2 semanas antes do estudo. Geralmente, os doentes têm 4 oportunidades para dormir num ambiente propício ao sono, com início 90-180 minutos após a PSG. As oportunidades subsequentes são dadas em intervalos de 2 horas, e as latências do sono são medidas. Os adultos sem perturbações do sono têm uma latência média do sono de 10-20 minutos, enquanto valores inferiores a 5 minutos indicam sonolência patológica.[130]

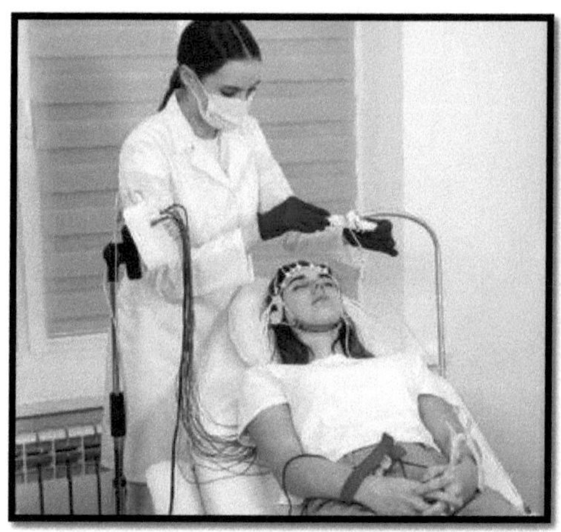

Teste de latência múltipla do sono
(Fonte da imagem: www.dempseydental.com)

Teste de função pulmonar (PFT):

Os testes de função pulmonar, sob a forma de espirometria pré-broncodilatadora e pós-broncodilatadora, volumes pulmonares e capacidade pulmonar de difusão do monóxido de carbono (DLCO), fornecem mais informações sobre a presença de doença pulmonar subjacente e podem suscitar preocupações sobre a asma nocturna para explicar a sintomatologia de um doente.[21,22 23,24]

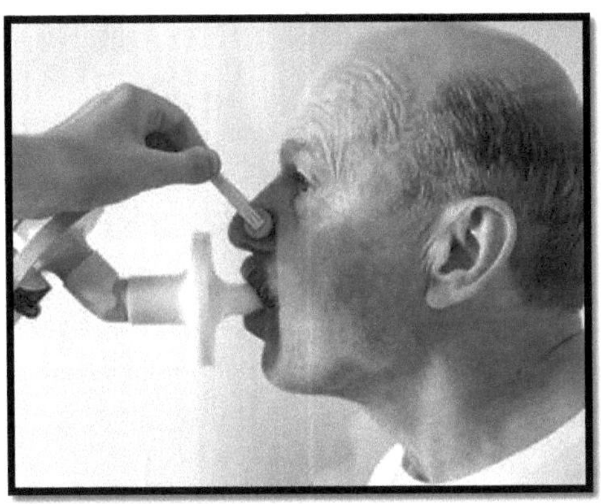

Testes de função pulmonar
(Fonte da imagem: www.mantcare.com)

GESTÃO DA APNEIA OBSTRUTIVA DO SONO

A SAOS pode ser tratada de forma não cirúrgica ou cirúrgica. O tratamento deve visar os potenciais factores contribuintes identificados na história, no exame físico e na imagiologia das vias aéreas superiores. A gravidade da condição do paciente também deve ser considerada no desenvolvimento de um plano de tratamento. O tratamento bem sucedido da AOS eliminará os episódios de respiração apneica e hipopneica, o ressonar e as reacções de excitação causadas por estes eventos respiratórios. Normalmente, os doentes recuperam um sono repousante e ininterrupto, o que deverá melhorar drasticamente o seu estado de alerta durante o dia. [131]

GESTÃO NÃO CIRÚRGICA

1. Perda de peso
2. Posição de dormir
3. Opções farmacológicas
4. Pressão positiva contínua nas vias respiratórias (CPAP)
5. Gestão de próteses (aparelhos orais)

Perda de peso

À medida que as pessoas ganham peso, a adequação das vias respiratórias fica comprometida devido à deposição de tecido adiposo adicional. Este facto pode explicar a razão pela qual a maioria dos doentes com AOS têm excesso de peso ou são obesos. O grau de obesidade necessário para que a AOS se instale varia inversamente com o grau de inadequação intrínseca da anatomia faríngea. Alguns doentes são obesos antes de desenvolverem a doença, e muitos conseguem identificar um aumento dos sintomas com o aumento de peso. O modo inicial de terapia, embora muitas vezes fútil, é a redução de peso - particularmente quando a obesidade é um fator contribuinte. A redução de peso pode eliminar a AOS ou apenas diminuí-la, dependendo dos factores que não a obesidade. No entanto, o doente pode ter dificuldade em perder peso, particularmente em casos mais graves, porque a sonolência diurna excessiva e a fadiga podem desencorajar o doente de fazer exercício.

Apesar dos problemas associados, a redução de peso continua a ser o modo inicial de terapia em pacientes obesos com AOS. O peso ganho pelo doente obeso foi adquirido ao longo de vários anos, e a perda antecipada desses quilos também deve demorar mais tempo. Deve ser considerado um modo de tratamento secundário para beneficiar o doente durante este período.

Posição

Tanto o ressonar como a apneia do sono são geralmente piores quando se dorme na posição supina. A contribuição da posição de dormir foi reconhecida como uma questão mais do que trivial na manifestação da apneia obstrutiva do sono. Esta constatação de um efeito posicional substancial deu origem a muitos remédios caseiros e comerciais destinados a treinar os doentes apneicos que apresentam um agravamento acentuado do seu estado quando dormem na posição supina a evitar esta postura de sono. Os dois dispositivos caseiros mais comuns são uma bola de ténis colocada numa meia e cosida na linha média da camisola do pijama e uma almofada presa às costas da pessoa que dorme através de um cinto à volta da cintura. Sempre que o doente fica em posição supina, a bola de ténis causa desconforto suficiente para o obrigar a reposicionar-se, enquanto a almofada, se for suficientemente grande, impede completamente a posição supina. Um exemplo de uma abordagem mais técnica seria um monitor/alarme de posição ativado por gravidade usado no peito que emite um sinal auditivo quando o doente permanece na posição supina durante mais de 15 segundos. Um estudo que utilizou este dispositivo em 10 doentes do sexo masculino com diagnóstico de AOS associada à posição de sono supina mostrou uma diminuição significativa do número de eventos apneicos, bem como do número de episódios de dessaturações significativas. Durante o uso do alarme, o índice de apneia de sete doentes manteve-se dentro ou próximo dos limites normais.8 Os dados deste e de outros estudos também sugerem que um tratamento baseado na mudança de posição de sono pode ser seletivamente eficaz para aqueles que estão perto do seu peso ideal. Parece que o treino dos doentes para evitar a posição supina pode ter alguma validade como tratamento não invasivo quando considerado como terapia única ou em combinação com outras.

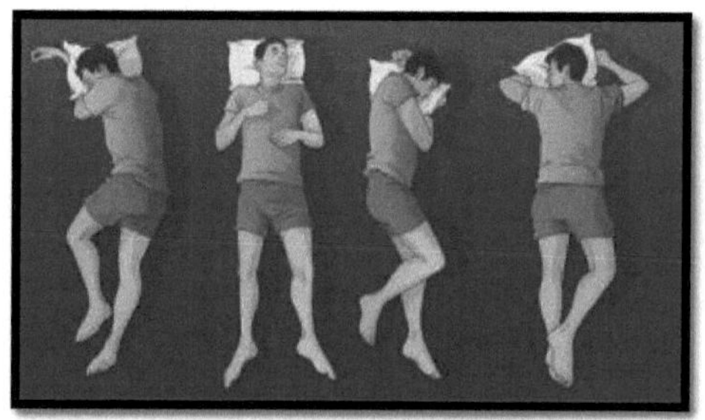

Posição de dormir na AOS
(Fonte: www.sleepcycle.com)

Opções farmacológicas

Os agentes farmacológicos podem, ocasionalmente, ser utilizados com algum sucesso no tratamento da AOS, aumentando a atividade neurológica do glossofaríngeo ou diminuindo o sono de movimento rápido dos olhos (REM). Entre os medicamentos mais frequentemente utilizados estão a protriptilina e a teofilina. A protriptilina foi inicialmente introduzida para o tratamento da AOS com base na sua capacidade de reduzir a frequência das apneias e das dessaturações de oxigénio durante o sono não REM, ao mesmo tempo que suprime a atividade REM, a fase em que as apneias tendem a durar mais tempo. No entanto, efeitos secundários anticolinérgicos graves, como boca seca, retenção urinária, obstipação e impotência, são evidentes em cerca de metade dos doentes que tomam este medicamento, limitando assim a sua utilização.

A teofilina é outro medicamento de que alguns doentes podem beneficiar. Infelizmente, não existe um método fiável para prever quais os doentes com AOS que poderão beneficiar mais com a teofilina, embora se acredite que possam ser aqueles com doença ligeira.[132]

Pressão positiva contínua nas vias respiratórias (CPAP)

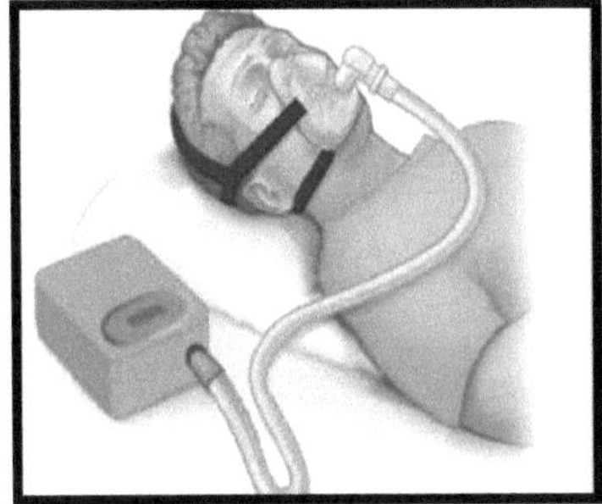 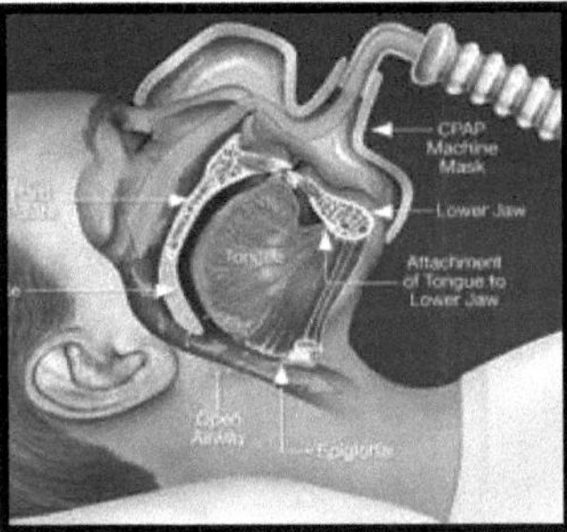

CPAP

(Fonte da imagem: storymd.com)

A terapia com CPAP nasal foi introduzida por Sullivan em 1981 para o tratamento da AOS. O CPAP nasal é produzido por um ventilador de alto fluxo que fornece um fluxo contínuo de ar ambiente para uma máscara nasal selada (Fig. 13) ou "almofadas" nasais (Fig. 14) que o doente usa enquanto dorme. A pressão positiva criada no circuito abre pneumaticamente a via aérea faríngea, impedindo a oclusão do palato mole e da língua. Esta terapia elimina as hipopneias, as apneias, as dessaturações de oxigénio e a fragmentação do sono relacionada com a apneia na maioria dos doentes.

O resultado é o rápido restabelecimento do sono normal e a redução da sonolência diurna. Os doentes devem ser observados num laboratório do sono para determinar o nível ideal de CPAP. Dependendo de vários factores, este nível varia de doente para doente e de tempos a tempos.

O objetivo do CPAP nasal é fornecer pressão suficiente no segmento colapsável da via aérea superior para contrabalançar a pressão de sucção inspiratória. Em qualquer momento do ciclo inspiratório, existe um gradiente de pressão ao longo de toda a via aérea, desde o nariz até aos alvéolos. Quanto mais abaixo da via aérea, mais negativa é a pressão intra-arterial. Na via aérea extratorácica, um gradiente de pressão transmural durante a inspiração tende a contrair a via aérea. No tubo muscular orofaríngeo, esta pressão de sucção é suficiente para fechar a via aérea durante o sono nos doentes com AOS. Em alguns doentes, a via aérea superior fecha-se durante o sono sem um gradiente de pressão transmural. Para manter a permeabilidade das vias aéreas superiores, estes doentes dependem inteiramente da presença de um tónus suficiente na musculatura das vias aéreas superiores. O CPAP nasal coloca efetivamente toda a via aérea numa gama mais elevada de pressão "atmosférica" estática, de modo a que todo o ciclo respiratório ocorra acima da pressão atmosférica. Em nenhum momento o gradiente transmural orofaríngeo se torna negativo. Isto proporciona uma proteção de pressão para o segmento vulnerável ao encerramento".

Efeitos secundários/complicações do CPAP nasal:

Relacionado com a máscara

    1. Abrasão ou erupção cutânea

    2. Conjuntivite por fuga de ar

Relacionado com a pressão ou o caudal de ar

    1. Rinorreia

    2. Congestão ou secura nasal

    3. Desconforto no peito

    4. Aerofagia

    5. Desconforto sinusal

    6. Rutura da membrana timpânica

    7. Aumento da pressão intraocular

    8. Epistaxe maciça

    9. Pneumotórax

    10. Pneumocefalia.

Não cumprimento do CPAP

A principal preocupação com a terapia CPAP nasal é a adesão a longo prazo, porque a utilização contínua do dispositivo exige um compromisso considerável por parte do doente. Os doentes que mais sofrem desta doença têm maior probabilidade de serem consistentes com a sua utilização. O não cumprimento do CPAP ocorre principalmente devido a efeitos secundários como nariz seco, congestão nasal, irritação da pele e irritação dos olhos (devido a fugas de ar à volta da máscara).

Por este motivo, estão a ser feitas tentativas para melhorar o dispositivo e aumentar a sua utilização. Exemplos disto incluem uma função de rampa, que começa com uma pressão mais baixa e aumenta gradualmente depois de o doente adormecer, e um CPAP de dois níveis (BiP AP), que tem diferentes pressões expiratórias e inspiratórias.

As tiras de queixo para garantir o fecho da boca, uma máscara mais bem ajustada ou a humidificação são frequentemente úteis. A adesão ao tratamento melhora significativamente quando os doentes frequentam uma clínica de grupo destinada a encorajar a utilização do CPAP e a abordar os efeitos adversos do dispositivo.

Vantagens do CPAP

A resposta imediata ao CPAP nasal é dramática. Normalmente, poucos momentos após a sua aplicação, o doente começa a ter longos períodos de sono ininterrupto, ocorre uma recuperação acentuada do sono de movimentos oculares não rápidos (NREM) de fase 3 a 4, e tanto a frequência como a duração desta fase do sono aumentam drasticamente. Além disso, há períodos extraordinariamente longos de sono REM caracterizados por atividade fásica de alta densidade. Após a terapia com CPAP, as respostas de excitação a uma variedade de estímulos são marcadamente deprimidas durante as primeiras noites de tratamento. A recuperação do sono continua durante várias noites. Entre a sétima e a décima noite, o padrão de sono, a distribuição e a capacidade de despertar voltam a níveis mais normais. A função diurna dos doentes é tipicamente transformada. A perda da sonolência diurna é a melhoria mais caraterística, mas também se verificam outras alterações dramáticas Os testes quantitativos da função neuropsiquiátrica mostram frequentemente uma inversão de um padrão de défices cognitivos, descritos como inequivocamente "danificados pelo cérebro", para o normal.[134]

TRATAMENTO ORTODÔNTICO DA OSA

Os dispositivos orais colocados na boca ao deitar para manter a mandíbula e a língua numa posição avançada durante o sono podem evitar a obstrução das vias aéreas superiores durante o sono. Esta terapia demonstrou ser útil principalmente em doentes com ressonar simples e em doentes com AOS ligeira a moderada.[133]

Os aparelhos utilizados podem ser divididos nas duas categorias básicas seguintes:

1. Dispositivos de retenção da língua (TRD),

2. Aparelhos de avanço mandibular (AAMs).

Dispositivos de retenção da língua (TRD)

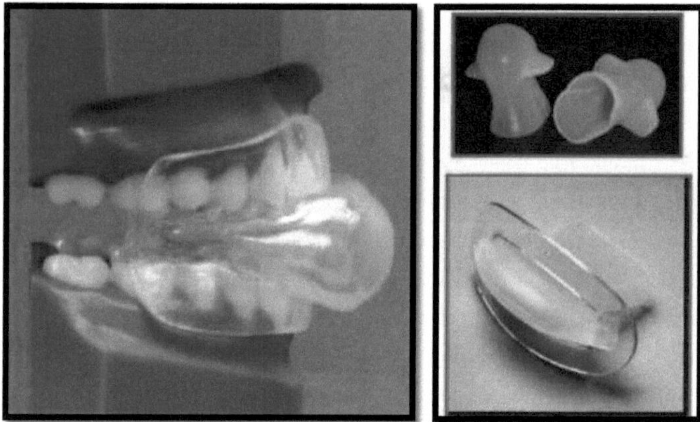

Dispositivos de retenção da língua
(Fonte da imagem: Journal of Dentistry (Teerão). 3. 45-56.)

É eficaz desde que a vedação por sucção seja mantida, o que normalmente acontece em menos de metade da noite.

O Dispositivo de Retenção da Língua foi desenvolvido pela primeira vez por um médico em 1979. É um dispositivo em forma de bolha feito de polivinil macio. O TRD utiliza a sucção, causada pela colocação da língua numa taça ou bolha posicionada entre os dentes anteriores, para manter a língua numa posição anterior enquanto o doente dorme, impedindo-a de cair para trás e de ser puxada para baixo pela pressão negativa da inspiração. Os dentes do doente assentam em sulcos personalizados. O doente posiciona os dentes nas ranhuras, enfia a língua para a frente na bolha até a sucção agarrar e manter a língua no lugar.

O TRD é considerado mais útil em doentes com línguas muito grandes, má saúde dentária, sem dentes, com dores articulares crónicas ou se a apneia do sono for pior quando estão deitados de costas do que quando estão deitados de lado à noite.

Este aparelho não pode ser utilizado por pessoas com língua presa, com excesso de peso superior a 50% do seu peso corporal ideal, que rangem os dentes durante a noite ou que têm o nariz entupido de forma crónica.

Os pacientes queixam-se mais frequentemente de irritação na ponta da língua (que pode ser dolorosa, ou causar irritação a alimentos picantes e salgados). Os doentes também precisam de praticar a deglutição com o aparelho colocado, porque a língua não se pode mover no seu padrão normal. Este aparelho também força a respiração nasal e pode ser difícil de usar se o paciente tiver nariz entupido ou alergias. Uma forma deste aparelho vem com "tubos de respiração" em ambos os lados da bolha frontal, mas nenhuma pesquisa foi feita usando esta forma do aparelho.

O TRD funciona melhor quando o paciente o combina com "mudanças comportamentais", como perda de peso e dormir de lado (evitando dormir de costas). Este é o único aparelho que funciona consistentemente bem em pacientes que não têm dentes.

O SNOR-X é um protetor bucal que segura suavemente a língua para a frente durante o sono, mantendo as vias respiratórias superiores abertas e livres de obstrução. A prevenção desta obstrução alivia o ressonar. O SNOR-X é composto por duas peças, uma manga para a língua e um anel de plástico que envolve o dispositivo e é mantido no lugar pelos entalhes de cada lado da manga. O doente coloca a língua na manga da língua e aperta a extremidade frontal do dispositivo para criar uma sucção suave que mantém a língua numa posição estendida. O doente pode ajustar a extensão da língua para maior conforto e eficácia. As aberturas de ar são esculpidas na superfície superior do dispositivo para facilitar a respiração pela boca.

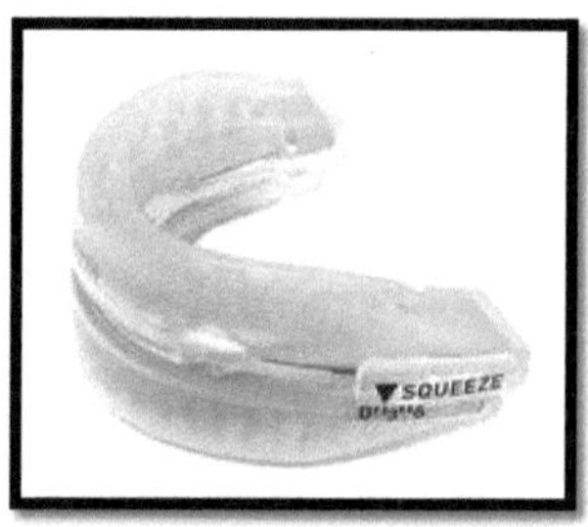

SNOR-X
(Fonte: www.snorerx.com)

O SNOR-X é fabricado em silicone de qualidade médica, não requer fabrico em laboratório e está disponível em vários tamanhos de stock. Mantém a protrusão da língua através da pressão negativa criada no bolbo de vácuo anterior. Um protetor labial extra-oral impede o retrocesso da língua durante o sono e também permite um certo grau de ajuste da protrusão da língua.

A SNOR-X não é fixada nos dentes de forma alguma e permite uma total liberdade de movimentos.

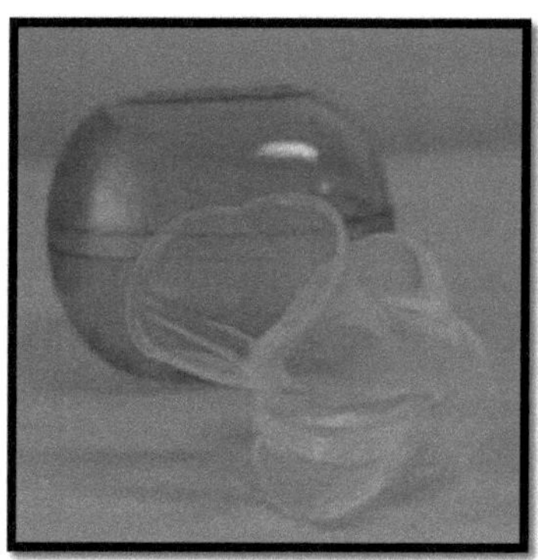

Estabilizador da língua
(Fonte: www.verywellhealth.com)

O estabilizador de língua é fabricado em Elvax (etileno acetato de vinilo) e foi concebido para ser utilizado no tratamento do ressonar em pacientes dentados e edêntulos. A língua é mantida para a frente numa posição protrusiva por uma suave pressão negativa de uma câmara de sucção anterior. Intra-oralmente, o Estabilizador de Língua apenas se estende para a língua para além da região incisal, ajudando assim a reduzir a salivação excessiva e permitindo ainda a respiração oral (se necessário). Externamente, o Estabilizador de Língua tem suportes verticais ocos que aumentam a pressão de vácuo. Para pacientes edêntulos, o suporte vertical inferior estende-se mais inferiormente e situa-se extra-oralmente.

O Estabilizador de Língua foi desenhado anatomicamente para se ajustar confortavelmente à língua numa posição protrusiva e, como tal, está disponível em dois tamanhos principais, médio e grande. A medição da língua antes da colocação do aparelho não é necessária, uma vez que o tamanho médio é quase universal. Outros tamanhos estão disponíveis mediante pedido. Não é necessário efetuar uma impressão para o fabrico do Estabilizador de Língua.[133]

APARELHOS DE AVANÇO MANDIBULAR

A utilização de dispositivos orais no tratamento de perturbações respiratórias relacionadas com o sono remonta ao início do século XX. Estão disponíveis vários modelos de MAAs que utilizam diferentes materiais. Estes dispositivos são feitos principalmente de acrílico transparente e são encaixados nos dentes. As peças do aparelho acrílico são ligadas com hastes e parafusos ajustáveis ou com braços extensíveis de plástico de vários comprimentos.

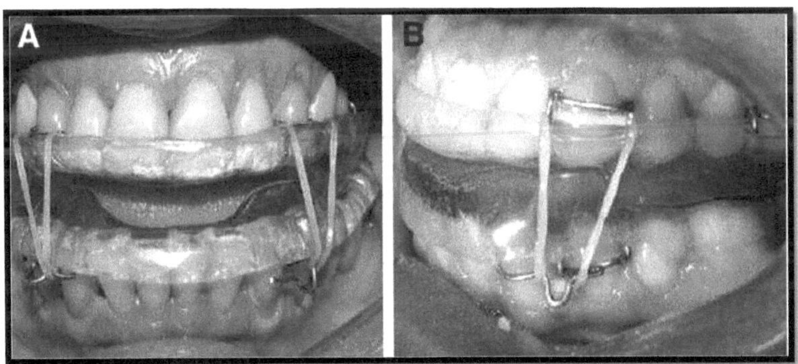

Aparelhos de avanço mandibular

(Fonte da imagem: https://progressinorthodontics.springeropen.com/articles/10.1186/2196-1042-14-10/figures/1)

Os aparelhos orais utilizados para o avanço da mandíbula são de três tipos básicos:

1. Aparelhos não ajustáveis
2. Aparelhos ajustáveis

3. Reposicionadores mandibulares combinados com fixação CPAP.[134]

APARELHOS NÃO AJUSTÁVEIS

Este aparelho utiliza vários grampos para bloquear positivamente a mandíbula no aparelho e impedir a sua retrusão. Como se trata de um aparelho de uma só peça, é possível controlar a dimensão vertical alterando a altura do aparelho. Neste desenho, há também uma via aérea maior cortada no acrílico.

Aparelho elastomérico para dormir

Construído num laboratório de prótese dentária, é feito de um silicone macio e maleável, injetado à medida, e é mantido nos dentes. Não existem fechos ou fios para ajustar. A flexibilidade do material permite um elevado grau de conforto para o paciente.

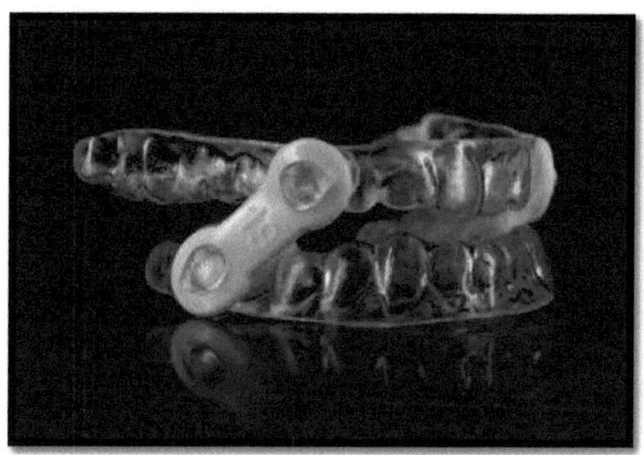

Aparelho elastomérico para dormir
(Fonte da imagem: https://sleepadent.com/)

O aparelho Elastomeric não é ajustável em termos de protrusão. A abertura vertical é de 5 mm e a mandíbula tem um movimento limitado devido à elevada flexibilidade do material.

Este aparelho mantém as vias respiratórias abertas, segurando diretamente a mandíbula numa posição para baixo e para a frente com uma flange inclinada. Este rebordo é feito de um material termoplástico que amolece à temperatura do corpo, mantendo-o confortável para o doente. O corpo do aparelho é feito de acrílico duro e encaixa-se na arcada superior. A dentição inferior é profundamente indexada na superfície oclusal do aparelho para manter a mandíbula na posição anterior. Um orifício de respiração é colocado na parte anterior do aparelho para permitir uma respiração fácil durante a noite.

Este aparelho mantém as vias respiratórias abertas, segurando diretamente a mandíbula numa posição para baixo e para a frente com uma flange inclinada. Este rebordo é feito de um material termoplástico que amolece à temperatura do corpo, mantendo-o confortável para o doente. O corpo do aparelho é feito de acrílico duro e encaixa-se na arcada superior. A dentição inferior é profundamente indexada na superfície oclusal do aparelho para manter a mandíbula na posição anterior. Um orifício de respiração é colocado na parte anterior do aparelho para permitir uma respiração fácil durante a noite.

A OSAP é uma boquilha de avanço mandibular de cobertura total feita de um material macio e flexível para garantir o máximo conforto para o paciente. O OSAP é feito à medida, com ou sem uma passagem de ar oral, para uma eficácia óptima. O aparelho é compatível com as técnicas de branqueamento em casa ou no consultório. Está também disponível uma versão de teste semi-universal pronta a usar para os pacientes que não suportam ter as suas impressões tiradas. Além disso, a versão de teste é uma forma económica de testar a tolerância de um determinado paciente à terapia oral. Funciona bem com pacientes desdentados superiores e alguns desdentados totais.

A SAGA incorpora os mesmos materiais e tecnologia utilizados para fabricar a tala Goldilocks da Accutech, que consiste num invólucro de acrílico duro laminado num revestimento de vinil macio. As duas arcadas estão ligadas na parte posterior para manter a mandíbula numa posição protrusiva e aberta.

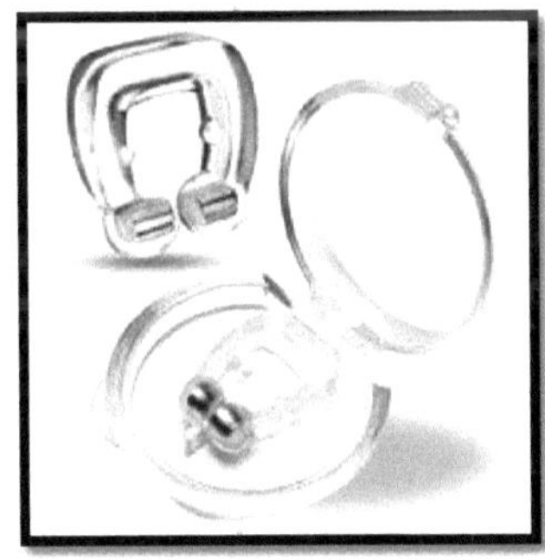

(Fonte: www.amazon.in)

O SnoreFree é um aparelho de reposicionamento mandibular termoplástico de peça única que é fabricado na cadeira. É fornecido num kit que contém tudo, desde as instruções completas a todos os formulários necessários para o rastreio do ressonar e da apneia nos seus doentes. Quando é necessário um aparelho para trazer a língua para a frente e desobstruir as vias respiratórias na região hipofaríngea, este aparelho é uma boa opção, pois é barato e fácil de usar.

O Snore Guard, um aparelho oral de fácil montagem ao lado da cadeira, é composto por uma estrutura moldada para se adaptar à arcada dentária superior do utilizador e para criar uma rampa atrás da anterior inferior. Esta rampa impede que o maxilar do utilizador recue; além disso, a língua procura uma abertura entre a parte superior e inferior do Snore Guard, mantendo assim a passagem de ar da garganta aberta.

É feito de dois termoplásticos de policarbonato fundidos sob alta pressão. Esta combinação única de materiais permite a estabilidade da unidade, ao mesmo tempo que proporciona facilidade de utilização e de inserção

O Snore Guard é comercializado desde 1989, com uma taxa de sucesso de 95% na redução do ressonar. O design do Snore Guard permite que o utilizador respire oralmente enquanto promove a respiração nasal. Também permite o movimento lateral da mandíbula.[134]

APARELHOS REGULÁVEIS

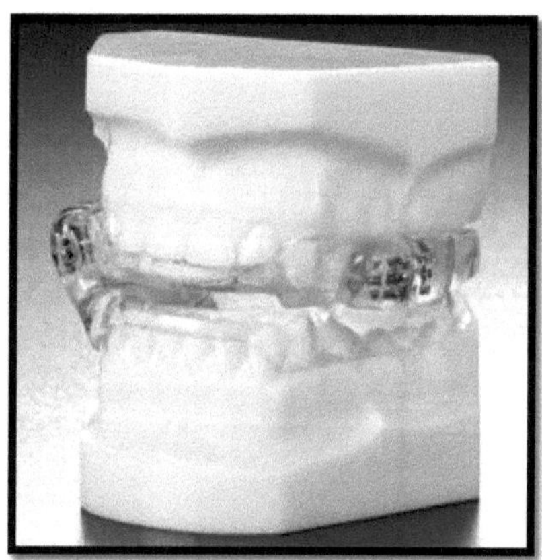

Posicionador PM ajustável
(Fonte da imagem: www.ihatecpap.com)

118

O Posicionador PM Ajustável utiliza materiais e um design que minimizam o tempo de cadeira no consultório e proporcionam ao paciente o controlo do ajuste da posição do maxilar sob a supervisão do dentista. Estudos de investigação demonstraram que este aparelho é bem sucedido no tratamento de 77% dos pacientes com apneia obstrutiva do sono moderada. O aparelho adapta-se a todos os dentes maxilares e mandibulares e é feito de um material acrílico especial que amolece em água quente para proporcionar uma combinação de conforto, resistência e retenção. Este material provou ser muito durável. Os parafusos de expansão estão localizados nas áreas vestibulares direita e esquerda para permitir um espaço máximo para a língua e um fácil posicionamento anterior-posterior da mandíbula para obter uma eficácia óptima. Este desenho permite um amplo movimento lateral e protrusivo para manter o conforto da mandíbula.

O dispositivo utiliza um método de retenção único que consiste em pequenas projecções de acrílico no interior do dispositivo que se agarram confortavelmente às áreas de corte inferior de dois dentes posteriores em cada quadrante. Por conseguinte, não são necessários grampos metálicos.[135]

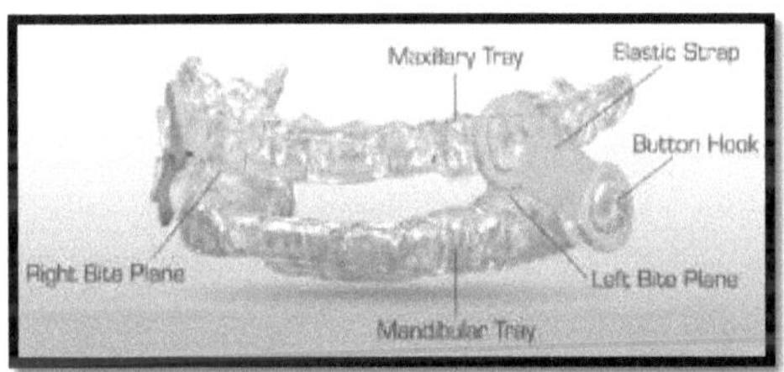

Aparelho Elástico de Avanço Mandibular
(Fonte: www.newwestlab.com)

O aparelho EMA - Custom é um aparelho oral simples e de fácil utilização, criado para o tratamento não invasivo do ressonar e da AOS. O mecanismo de tratamento primário de abrir a mordida e mover suavemente a mandíbula para a frente é conseguido com o uso de tiras elásticas intercambiáveis que oferecem vários graus de avanço mandibular. A flexibilidade destas tiras elásticas proporciona um movimento lateral insuperável e um conforto geral da ATM. As bases formadas por pressão com 2 mm de espessura oferecem retenção ortodôntica (resultando em nenhum movimento dentário) e espaço máximo para a língua anterior, uma vez que não existem projecções no palato.

O aparelho Elastic Mandibular Advancement (EMA) utiliza força elástica para avançar a mandíbula. As moldeiras plásticas manuais são moldadas sob pressão nos modelos do paciente e utilizam as áreas inferiores dos dentes para retenção. Isto assegura que não haverá movimento dos dentes do paciente. Os planos de mordida são utilizados para abrir a mordida. O avanço mandibular é conseguido com cintas de diferentes comprimentos. A tração elástica também pode ser ajustada de acordo com a musculatura do doente. As cintas permitem um movimento lateral completo.

O aparelho Herbst provou ser eficaz em doentes com ressonar crónico e apneia obstrutiva do sono ligeira a moderada. Este aparelho permite que os pacientes se movam lateralmente e verticalmente sem desengatar o aparelho. Além disso, se for determinado que a posição inicial não proporciona o alívio esperado da condição, a mandíbula pode ser facilmente movida para frente através de duas opções de ajuste. A primeira opção é a ferragem tradicional com conjuntos de calços de 1, 2 e 3 mm para avançar apenas esses incrementos. A segunda é a versão telescópica, que permite ao médico avançar em incrementos de ¼ mm, efectuando uma volta completa do colar de protrusão até 6-8 mm da posição inicial. O aparelho pode ser fabricado em acrílico duro, materiais termoactivos e materiais macios e é fixado ao dente através de um fecho de fricção ou grampos. O aparelho Herbst é um reposicionador mandibular que tem sido usado há muitos anos para terapia ortodôntica e da ATM antes de ser modificado para o tratamento de distúrbios respiratórios do sono.

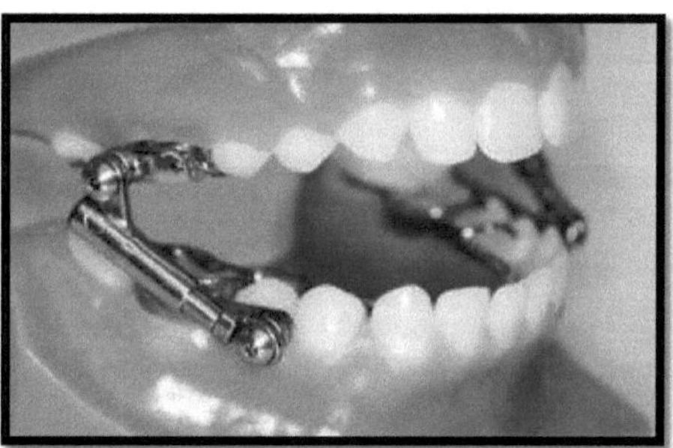

Electrodomésticos Herbst
(Fonte da imagem: bronskyorthodontics.com)

A maior vantagem do aparelho Herbst é o facto de permitir um ajuste protrusivo mandibular muito rápido, fácil e preciso. Isto é conseguido através da simples manipulação do mecanismo do êmbolo da haste/manga. A abertura vertical varia de 5 mm e a liberdade de movimento da mandíbula na direção lateral é limitada. Os elásticos interarcos bilaterais são recomendados para manter a mandíbula fechada durante o sono.

Alguns clínicos acreditam que o movimento lateral limitado da mandíbula inferior durante o uso do aparelho é benéfico para o conforto da ATM, enquanto outros acreditam que não traz nenhum benefício. Além disso, alguns clínicos acham que a eficácia fica comprometida se a mandíbula puder descer até mesmo um milímetro durante o uso do aparelho, enquanto outros não encontram nenhuma diferença. Essas são duas áreas que requerem mais estudos científicos. Atualmente, não temos conhecimento do efeito exato desses parâmetros na eficácia do aparelho.

O aparelho é constituído por bases termoplásticas de arco completo maxilar e mandibular com fixações tipo velcro nas superfícies oclusais de ambos. A fixação é efectuada por fricção nos dentes. Estas permitem um ajuste simples e fácil antero-posterior e à esquerda e à direita numa vasta gama. Os ajustes são facilmente efectuados pelo médico ou pelo doente.[136]

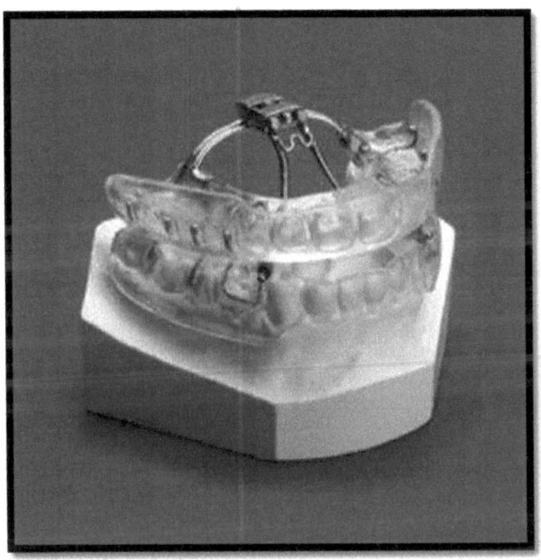

Klearway
(Fonte da imagem: www.dentistry.ubc.ca)

Klearway é um aparelho oral totalmente ajustável utilizado para o tratamento do ressonar e da apneia obstrutiva do sono ligeira a moderada. Fabricado em resina acrílica termoactiva, o Klearway torna-se maleável para uma fácil inserção e confirma-se firmemente na dentição para um ajuste excelente, diminuindo significativamente o desconforto dos tecidos moles e dos dentes. Pequenos incrementos (0,25 mm) de avanço do maxilar inferior para a frente são iniciados pelo paciente sob a direção de um dentista, o que ajuda a evitar movimentos rápidos do maxilar que podem causar um desconforto significativo ao paciente. O aparelho não invade o espaço da língua.

Uma vez aquecida sob água quente e inserida, a resina acrílica endurece à medida que arrefece até à temperatura corporal e fixa-se firmemente a ambas as arcadas. O movimento lateral e vertical da mandíbula é permitido, o que permite ao paciente bocejar, engolir e beber água sem deslocar o aparelho.[137]

O Posicionador Ajustável de Thornton (TAP) é um aparelho de avanço mandibular composto por duas arcadas separadas (maxilar e mandibular) que contêm um mecanismo de avanço que permite um avanço ilimitado do maxilar inferior. As arcadas são adaptadas ao modelo do paciente. O mecanismo de avanço é engatado e o mecanismo de parafuso na bandeja superior é então rodado para avançar a mandíbula até o paciente começar a sentir qualquer desconforto na articulação temporomandibular ou nos músculos faciais (protrusão mecânica máxima que é uma média de 2,5 mm para além da protrusão máxima). O parafuso de avanço é então rodado para trás até o doente se sentir confortável.[138]

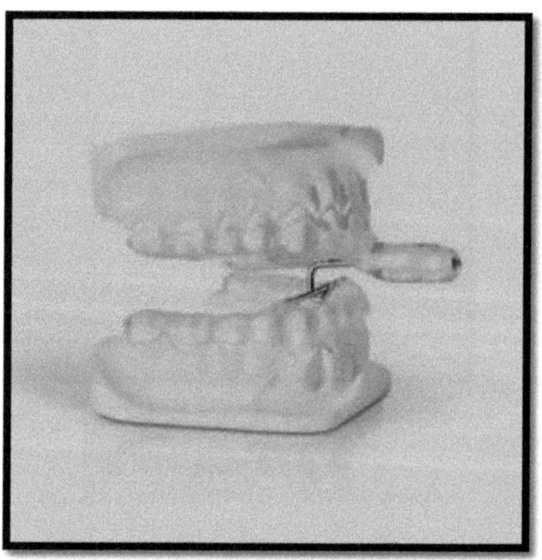

Posicionador ajustável Thornton
(Fonte da imagem: www.medicalexpo.com)

Outras caraterísticas do TAP incluem:

- Capaz de tratar a apneia obstrutiva do sono grave.
- Ajustável em incrementos de 0,25 mm.
- Infinitamente ajustável anterior/posteriormente após a construção.
- Liberdade lateral ajustável após a construção.
- Ajustável pelo paciente enquanto está na boca.
- Apenas contacto anterior.
- Facilmente maximizado na boca.
- Não há ajustamento da parte posterior aquando do ajustamento da protrusão.
- Encaixe mínimo na língua (lateral e palatalmente).
- Protrusão medida com o aparelho na boca.
- Acessório para máscara CPAP.
- Ajustável no laboratório do sono.
- Mecanismo de regulação amovível.
- Três mecanismos de regulação.
- Auto-ajustável.
- Porca fixa.
- Fio de aço inoxidável.
- Ajuste para além da saliência máxima.
- Não há registos interoclusais.
- Posição definida aquando da entrega.

Inúmeros materiais utilizados para o aparelho, incluindo:

- Revestimento termoplástico
- Laminado triplo de etil vinil acetato, acrílico e policarbonato
- Acrílico

Caraterísticas:

- Sem polimento.
- Não há remakes com modificações dentárias.
- Material de revestimento adicionado e removido no escritório.
- Resiliente (sem distorção com forças protrusivas).
- Cada aparelho é montado separadamente.
- Os auxiliares são facilmente treinados para se adaptarem ao aparelho.
- Excelente retenção sem fios.

- Facilmente fabricado no consultório dentário.
- Facilmente reparado no consultório dentário.

O APM Ultra é a próxima geração de posicionadores PM ajustáveis. O APM Ultra incorporou muitas caraterísticas de design que aumentarão o conforto e a aceitação do paciente, para além da eficácia. As caraterísticas de design incluem:

- Fabricado num confortável acrílico sensível ao calor
- Retenção por projecções de acrílico (sem fechos)
- Aberto na parte anterior para facilitar a respiração pela boca (ou nariz)
- Excelente liberdade de movimento do maxilar (6 mm de excursão lateral)
- Parafusos de expansão mais pequenos nos segmentos vestibulares R e L

O NORAD é um aparelho de reposicionamento mandibular de colocação imediata, auto-titulável, para a gestão e tratamento do ressonar e da apneia do sono. O aparelho, que é fabricado na cadeira, funciona reposicionando o maxilar inferior para baixo e para uma posição ligeiramente mais avançada.

Aparelho MDSA Aparelho médico-dentário para dormir (MDSA) Um tratamento seguro e eficaz para o ressonar e a apneia do sono ligeira a moderada.

O MDSA é:

- Eficaz
- Confortável
- Fácil de manter limpo
- Simples de utilizar

É um aparelho de avanço mandibular titulável com estas caraterísticas especiais adicionais:

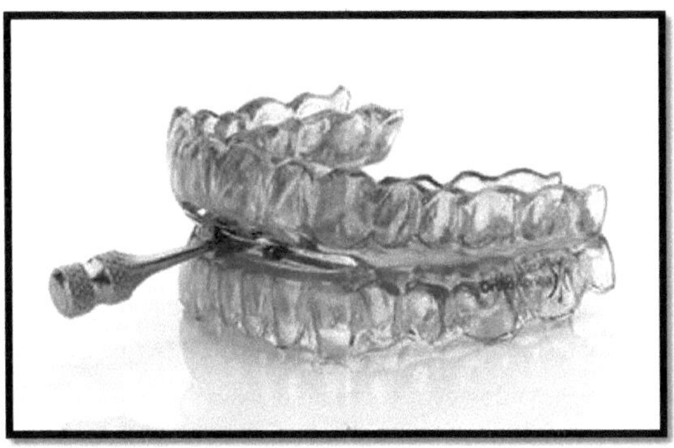

Aparelho médico-dentário para dormir
(Fonte da imagem: commons.wikimedia.org)

- Possibilidade de ajustar o avanço quando o aparelho está colocado, utilizando uma chave.
- O movimento lateral da mandíbula quando o aparelho está colocado reduz os problemas da ATM e melhora o conforto.
- O perfil baixo do aparelho permite uma abertura mínima da mordida.

O MDSA fabricado em laboratório mantém a mandíbula e a língua para a frente e evita que a garganta entre em colapso durante o sono.

A adesão e o conforto do paciente foram significativamente maiores com o MDSA do que com o CPAP. O MDSA é cientificamente comprovado como um método eficaz para o tratamento do ressonar e da apneia do sono ligeira a moderada.

O MDSA é uma terapia alternativa quando outros tratamentos que envolvem CPAP nasal ou cirurgia não são aceites.[139]

REPOSICIONADORES MANDIBULARES COMBINADOS COM ACESSÓRIO CPAP

Os doentes que não conseguem utilizar uma máscara nasal devido a claustrofobia, dores de cabeça devido a correias de queixo ou acessórios de cabeça e queixas de fugas da máscara que provocam irritação ocular e sinusite podem beneficiar da utilização da ventilação por máscara oral com o OPAP. A pressão de ar positiva oral fornecida por um aparelho dentário patenteado recentemente concebido (OPA P) é uma alternativa de tratamento à pressão de ar positiva aplicada por via nasal (CPAP ou BiPAP). Pensa-se que o avanço mandibular e a modificação das estruturas das vias aéreas superiores aumentam a via aérea ou reduzem a sua colapsabilidade.

O OPAP é um aparelho oral que incorpora uma via aérea e uma posição mandibular na sua conceção e função. Garante uma via aérea para a retrofaringe durante o sono e permite a administração de pressão de ar positiva (CPAP ou BiPAP) através dela, se necessário. A combinação do posicionamento mandibular com a criação de uma via aérea permite um modo alternativo de tratamento para a via aérea colapsável encontrada em pacientes com AOS.

Este tipo de aparelho dentário pode ser utilizado em casos ligeiros a graves de AOS.

Em primeiro lugar, é feita uma avaliação médica e dentária do paciente para determinar a adequação de um aparelho oral. Em seguida, é feito um encaminhamento para um especialista em sono dentário. Um exame dentário completo, incluindo panorex, cefalometria e ultrassonografia da articulação da ATM, é realizado antes de se proceder à recolha de impressões dentárias. Um registo da mordida é então obtido, permitindo que o aparelho OPAP seja feito à medida das impressões dentárias do paciente. Uma vez obtido um ajuste confortável, o OPAP foi ligado ao CPAP ou BiPAP através da tubagem padrão. Recomenda-se então um teste de polissonografia de titulação com o OPAP e a pressão de ar positiva.

As principais queixas com o OPAP incluíam secura oral, salivação excessiva, desconforto ao expirar contra o CPAP. A secura melhora com a utilização de um humidificador em linha. A salivação excessiva melhorou com a adaptação e o uso contínuo do aparelho oral. O desconforto ao expirar contra o CPAP administrado por via oral melhorou com o uso do BiPAP administrado por via oral. O OPAP foi concebido para pacientes com e sem dentes.

O CPAP/PRO é um dispositivo de almofada nasal que é mantido no lugar por um aparelho personalizado ou de ferver e morder. Também pode ser acoplado a um aparelho de   reposicionamento   mandibular.[140]

Indicações:

- AOS ligeira a moderada e doentes que não excedam 125%-150% do seu peso corporal ideal.

- Ressonar, AOS ligeira

- Retrognatismo

- Falha noutras modalidades de tratamento, especialmente eficazes se os outros tratamentos não reduziram a RDI para um nível aceitável

- O doente recusa a cirurgia

- Os pacientes têm um risco cirúrgico reduzido, estão clinicamente comprometidos ou são idosos

- Os pacientes não cumprem o CPAP

- Os pacientes respiram pela boca ou pelo nariz

- Como ferramenta de diagnóstico antes da cirurgia maxilo-facial

Contra-indicações:

- Doença periodontal grave

- Doença existente na articulação temporomandibular (artrite, etc.)

- Músculos masséteres dolorosos

- Dentição incompleta que compromete a retenção do aparelho

- Cristas edêntulas atróficas evidenciadas por uma retenção deficiente da prótese

- Hipoxemia grave

- AOS grave

- Crianças em crescimento

- Alcance protrusivo da mandíbula < 7 mm

- Capacidade de abertura inter-incisal de 30 + mm

- Doentes desmotivados

- Obesidade mórbida (circunferência do pescoço <20" ou peso superior a 300 lb. para os homens. Circunferência do pescoço acima de 17" para mulheres). Os pacientes obesos são menos complacentes com o uso do aparelho oral. Verifica-se que os pacientes que têm mais de 150% do peso corporal ideal não respondem bem à terapia com aparelhos orais porque a obesidade limita o espaço aéreo da faringe, aumentando a obstrução. [140]

Mecanismo de ação dos aparelhos de avanço mandibular:

A maioria dos aparelhos permite a abertura da boca e o movimento lateral da mandíbula. O aparelho oral é inicialmente ajustado para 75% da amplitude protrusiva da mandíbula. No entanto, podem ser necessários vários ajustes finais iniciais para otimizar o avanço e minimizar o desconforto. Os AAMs são projetados para avançar a mandíbula em relação à maxila, criando mais espaço atrás da língua e estabilizando o lúmen faríngeo durante o sono.

Esta posição anterior pode ser mantida através da utilização de um aparelho de peça única, ou fixo, que mantém a maxila e a mandíbula unidas, sendo a retenção fornecida por grampos, acrílico ou um polímero termoplástico. Os orifícios de respiração anteriores podem ser necessários para alguns pacientes para permitir a respiração oral, especialmente para aqueles com fluxo de ar nasal restrito.[141]

Seleção de pacientes e factores de previsão da eficácia dos aparelhos de avanço mandibular:

Os pacientes com sintomatologia sugestiva de AOS devem ser submetidos a um estudo do sono para determinar a presença e avaliar a gravidade da AOS, para que o médico possa formular a melhor abordagem terapêutica. O candidato ideal para um aparelho oral é um paciente sintomático que não seja obeso, que ressone ou tenha AOS leve a moderada, que tenha uma amplitude de movimento protrusivo adequado da mandíbula e que tenha uma dentição adequada. Além disso, os aparelhos orais podem ser usados em pacientes que não toleram o CPAP ou naqueles em que a intervenção cirúrgica falhou. No entanto, as medidas obtidas através de imagens cefalométricas podem revelar-se um método fiável para selecionar os doentes que podem beneficiar da utilização destes dispositivos. De um modo geral, os aparelhos orais são mais eficazes em doentes com apneia do sono ligeira a moderada.

O sucesso do avanço mandibular no tratamento da AOS não depende em grande medida do tipo de dispositivo protético utilizado, uma vez que tanto os dispositivos de uma peça como os de duas peças provaram ser eficazes. No entanto, para obter melhores resultados, o dentista deve efetuar uma avaliação inicial minuciosa e um acompanhamento regular e colaborar com um especialista do sono para determinar os melhores modos de tratamento.[142]

Preditores da eficácia dos dispositivos de avanço mandibular		
Caraterísticas físicas	Doentes com má resposta	Pacientes com boa resposta
Posição do maxilar	Reduzido	Avançar
Tamanho da orofaringe	Maior	Mais pequeno
Estado dos molares superiores	Em erupção	Erupted
Sobredimensão do incisivo	Maior	Mais pequeno
Tamanho da faringe e do palato mole	Faringe mais curta e/ou palato mole mais largo	Faringe mais longa e/ou palato mole mais pequeno
Índice de massa corporal	Mais alto	Inferior
Idade de anos	Mais velho	Mais jovem

Caraterísticas de desenho dos aparelhos de avanço mandibular:

Apesar da grande variedade de aparelhos descritos na literatura, a maioria dos grupos de estudo é pequena e há poucas indicações sobre quais caraterísticas de design podem ser importantes para o sucesso. Os autores, com base na sua experiência neste campo, acreditam que os seguintes princípios devem ser seguidos, pelas razões apresentadas abaixo:

- Uma dentição saudável e um periodonto de suporte.
- Protrusão suficiente para manter a permeabilidade das vias aéreas. Embora o grau de protrusão para a frente que é possível atingir varie de indivíduo para indivíduo, o objetivo deve ser atingir a protrusão máxima confortável. Este valor situa-se frequentemente entre 50 e 75% da protrusão máxima do indivíduo. A este respeito, um MAA que permite um avanço incremental oferece vantagens claras.
- Abertura vertical mínima: Um MAA que promove a abertura mandibular resulta numa rotação da mandíbula para baixo e para trás, com um movimento posterior concomitante da língua e do palato mole. Isto pode anular os benefícios da

protrusão para a via aérea, resultando num maior estreitamento da via aérea
faríngea, particularmente ao nível da hipofaringe.

- Cobertura oclusal completa: Isto deve evitar quaisquer alterações indesejadas na
oclusão resultantes da erupção excessiva de dentes não opostos.

- Boa retenção: É importante assegurar que a tala está bem retida pela dentição, de
modo a evitar o descolamento e, consequentemente, a perda da abertura antero-
posterior desejada da via aérea, conseguida através da postura anterior da
mandíbula. A utilização de elásticos intermaxilares curtos pode ajudar a evitar a
abertura da boca durante o sono

- Incorporação de uma abertura anterior na tala. Isto é particularmente útil para os
indivíduos que respiram pela boca e que têm aparelhos de uma só peça formados
a vácuo. Em geral, é preferível um dispositivo de duas peças. [143]

Gestão clínica e acompanhamento

É importante que os pacientes com AOS moderada a grave, tratados com um
MAA, tenham consultas de acompanhamento regulares para monitorizar a adesão ao
tratamento, avaliar a necessidade de mais modificações no aparelho para garantir a
máxima eficácia clínica e avaliar a saúde da dentição e das estruturas de suporte. Estes
pacientes devem também ser submetidos a uma medição objetiva da respiração durante o
sono, idealmente por polissonografia, com o AIM *in-situ*, para assegurar um benefício
terapêutico satisfatório.

Vantagens do avanço mandibular Terapia com aparelhos

- Clinicamente eficaz na AOS ligeira a moderada. O ressonar, a causa mais comum
de encaminhamento e de perturbação para o resto da família, melhorou
significativamente com base em avaliações subjectivas e objectivas. A maioria dos
indivíduos, com 70% a atingir uma redução mínima de 50% no IAH. Também foram
registadas melhorias na qualidade do sono e na sonolência diurna.

- Relativamente pouco dispendioso em comparação com os custos associados a outras
modalidades de tratamento não cirúrgico e cirúrgico.

- Facilmente acessível.

- Não invasivo e reversível, ao contrário do tratamento cirúrgico.

- Embora os dados sobre o cumprimento a longo prazo sejam limitados, o cumprimento global varia entre 50 e 100%.

Desvantagens dos aparelhos de avanço mandibular

- Efeitos secundários a curto prazo. Estes incluem desconforto nos músculos da mastigação, salivação excessiva e uma mordedura anormal ao acordar. Estes efeitos parecem ser transitórios e sem qualquer complicação duradoura.
- Complicações posteriores podem resultar em desconforto na ATM e alterações na oclusão. Foram observadas pequenas alterações na sobressaliência, sobremordida, relação molar e posição mandibular, que requerem uma avaliação mais aprofundada. Como tal, estes aparelhos só devem ser colocados por pessoal qualificado, com formação e experiência em cuidados de saúde oral, na articulação temporomandibular e na oclusão.

Para garantir um benefício terapêutico satisfatório, os pacientes com AOS moderada a grave devem ser submetidos a uma medição objetiva da respiração durante o sono, com o aparelho oral colocado.[144]

PROCEDIMENTOS CIRÚRGICOS:

Atualmente, é utilizada uma grande variedade de procedimentos cirúrgicos para tratar a AOS.

Traqueostomia:

A traqueostomia permanente foi o primeiro procedimento cirúrgico eficaz realizado para o tratamento da AOS. Na década de 1970 e no início da década de 1980, era de longe o procedimento cirúrgico mais comum para este problema. A traqueostomia tem uma taxa de sucesso de quase 100% na reversão dos sinais e sintomas da Apneia Obstrutiva do Sono, uma vez que contorna todos os potenciais locais de obstrução das vias aéreas superiores.

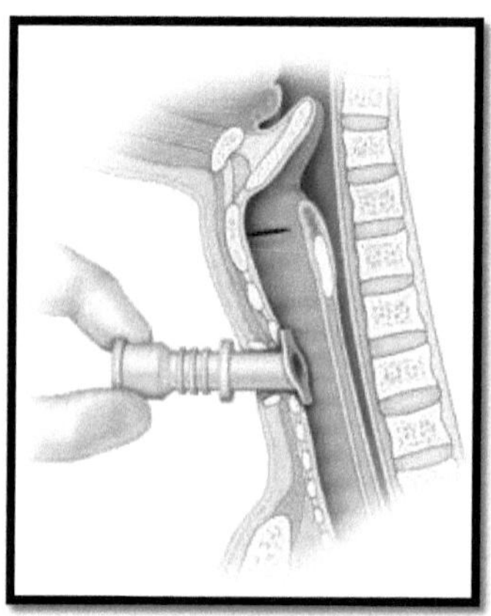

Traqueostomia
(Fonte: www.pocketdentistry.com)

Após a realização de uma traqueostomia que funcione adequadamente, verifica-se uma redução rápida e notável da sonolência diurna e uma melhoria acentuada do sono devido a uma grande redução da frequência dos despertares. Além disso, a hipoxemia, a apneia, a hipertensão pulmonar, a bradicardia e as disritmias sinusais diminuem drasticamente com o procedimento. A traqueostomia é claramente um tratamento cirúrgico eficaz para pacientes com Apneia Obstrutiva do Sono.

No entanto, apesar da sua eficácia, as desvantagens de uma traqueostomia permanente podem ter um efeito devastador nos doentes com Apneia Obstrutiva do Sono. Quase todos os doentes sofrem de depressão psicológica devido aos problemas sociais e médicos associados. O procedimento também deixa os doentes esteticamente desfigurados e coloca-os em risco de complicações locais comuns de hemorragia, infeção, dor e formação de tecido de granulação. Os doentes correm também um maior risco de complicações mais graves como a estenose traqueal ou a erosão de um vaso sanguíneo adjacente. A bronquite purulenta recorrente é um problema frequente em doentes com doença pulmonar crónica associada. Devido a estas desvantagens e complicações, a traqueostomia permanente deve ser reservada para casos graves de SAOS com sintomas cardiovasculares significativos.[145]

Uvulo-Palato-Faringoplastia:

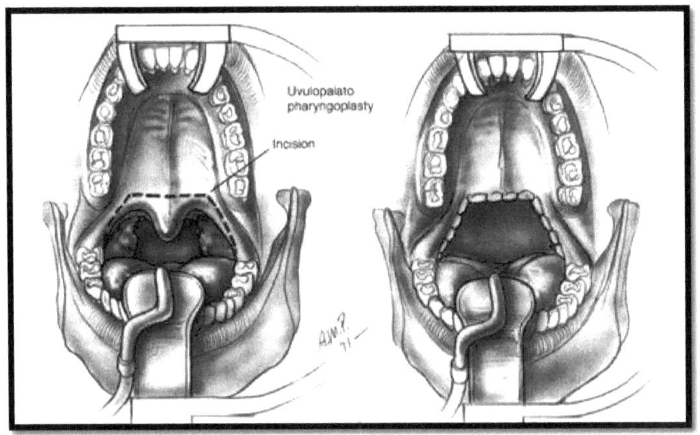

Uvulo-Palato-Faringoplastia

(Fonte da imagem: slidetodoc.com)

A UPPP foi descrita pela primeira vez em 1964 para o tratamento do ressonar habitual por Ikematsu. Quando investigou os roncadores habituais, verificou que 91% apresentavam um estreitamento da orofaringe causado por um palato mole e úvula alongados e mucosa faríngea lateral redundante. O ressonar foi eliminado em 96% dos seus pacientes através da excisão da mucosa redundante nos pilares amigdalinos e da excisão parcial da úvula.

A UPPP é o procedimento cirúrgico que foi concebido para aumentar o espaço aéreo potencial na orofaringe através da realização de uma amigdalectomia e adenoidectomia, da excisão da úvula e da mucosa redundante da parede lateral da faringe, e da ressecção de 8 a 15 mm ao longo do bordo posterior do palato mole; resulta frequentemente numa melhoria sintomática e elimina o ressonar habitual em mais de 90% dos casos.

As complicações da UPPP estão relacionadas com alterações na função do palato mole. A fala hipernasal e as alterações na qualidade da fala geralmente não são observadas. A incompetência velofaríngea permanente ocorre em aproximadamente 5% a 10% dos pacientes. A ressecção excessiva dos pilares amigdalianos posteriores e o uso inadequado do eletrocautério aumentam a frequência dessa complicação. A dor pós-operatória após UPPP é considerável, e a analgesia narcótica deve ser titulada com cautela para evitar a exacerbação da apnéia obstrutiva do sono induzida por sedação. As mortes pós-cirúrgicas resultaram da combinação de edema faríngeo e uso de narcóticos. [146]

CIRURGIA ORTOGNÁTICA

Relatos isolados do uso da cirurgia ortognática para o tratamento da SAOS apareceram pela primeira vez na literatura no final da década de 1970 e início da década de 1980. Em ambos os casos, o avanço mandibular reverteu completamente os sintomas da apneia obstrutiva do sono. Nos 10 anos seguintes, o avanço combinado da maxila, mandíbula e mento tornou-se o procedimento cirúrgico de escolha para o tratamento da SAOS. A técnica incluía uma osteotomia Le Fort I padrão em combinação com uma osteotomia sagital do ramo dividido para o avanço da maxila e da mandíbula. Em muitos casos, era também efectuada uma genioplastia de avanço, com ou sem miotomia e suspensão do hioide.

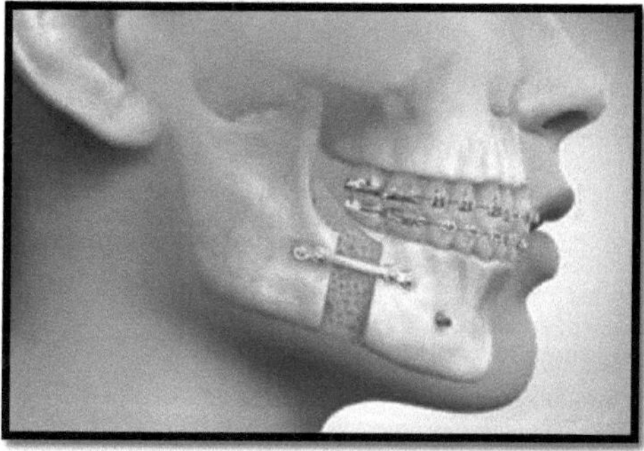

(Fonte: www.keysdentalspecialists.com)

O avanço maxilo-mandibular é um tratamento comprovado e eficaz para pacientes que têm obstrução na base da língua. É o procedimento mais eficaz para expandir a via aérea faríngea e melhorar ou eliminar a AOS, e é a melhor alternativa atual à traqueostomia. [147]

Indicações:

As indicações para este procedimento incluem deficiência mandibular grave, obesidade mórbida, SAOS grave (RDI > 50, dessaturações de oxigénio < 70%) e insucesso de outros tratamentos. Quando procedimentos adjuvantes como UPPP, glossectomia parcial e septoplastia fazem parte do plano de tratamento, a taxa de sucesso do avanço maxilomandibular parece aumentar. Isso corrobora a teoria de que a maioria dos pacientes com AOS tem vários níveis de obstrução nas vias aéreas superiores.

PROCEDIMENTOS ADJUVANTES:

Miotomia e suspensão do hioide / Genioplastia de avanço

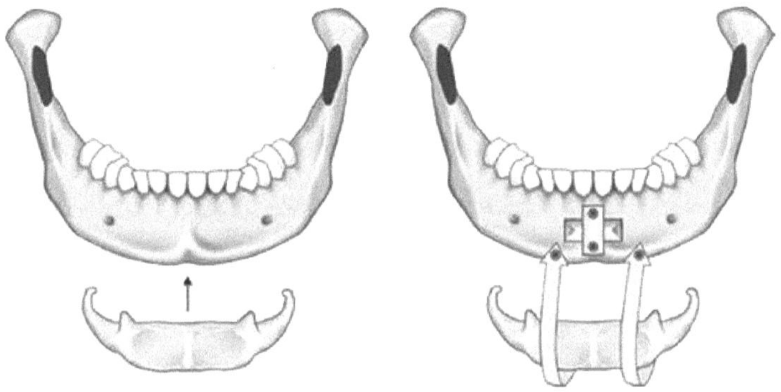

Miotomia e suspensão do hioide / Genioplastia de avanço
(Fonte: www.jaypeedigital.com)

Em meados da década de 1980, Riley et al. analisaram os insucessos da UPPP e concluíram que a base da língua era o local persistente de obstrução atomicamente, a mandíbula e a base da língua estão relacionadas pelo músculo genioglosso, o hioide e a base da língua estão relacionados através do músculo hioglosso e a mandíbula e o hioide estão relacionados pelos músculos supra-hióideos. Com base nessas relações, conceberam um procedimento cirúrgico para incorporar o tubérculo genial na osteotomia e, simultaneamente, avançar e suspender o osso hioide para a mandíbula. Denominaram o procedimento de osteotomia sagital inferior da mandíbula com miotomia e suspensão do hioide.[148]

Os factores mais significativos para determinar o sucesso do tratamento foram a ausência de obesidade (menos de 10% acima do peso corporal ideal) e o desenvolvimento normal do esqueleto mandibular.

Glossectomia parcial

A macroglossia é frequentemente observada em doentes com SAOS. Este procedimento envolve a ressecção do terço médio da língua, desde a ponta até à papila circunvalada. O paladar e a sensação são minimamente afectados pela ressecção do terço médio da língua. Uma vez que o edema pós-operatório pode ser significativo após este procedimento, os doentes devem ser observados atentamente durante 24 a 48 horas para verificar se há comprometimento das vias respiratórias. A monitorização pós-operatória por oximetria de pulso é fortemente recomendada para estes doentes.

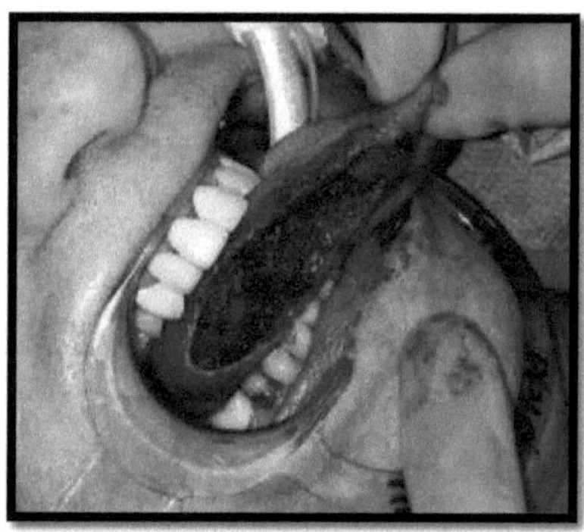

Glossectomia parcial

(Fonte: www.entokey.com)

Cirurgia nasal

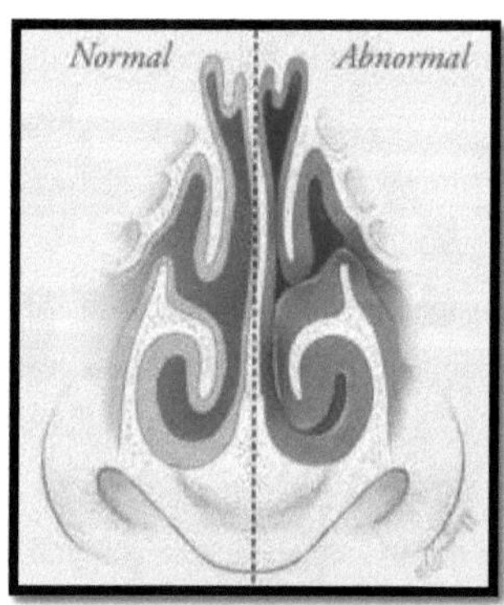

Cirurgia nasal
(Fonte: www.med.stanford.edu)

A obstrução nasal não é o principal fator contribuinte na maioria dos doentes com AOS moderada a grave. A obstrução pode ser causada por um desvio do septo nasal, pólipos nasais ou cornetos aumentados. Nestes doentes, a septoplastia, as polipectomias nasais ou as turbinectomias inferiores são geralmente úteis como procedimentos cirúrgicos adjuvantes para diminuir a resistência das vias aéreas nasais no tratamento da AOS. No entanto, a menos que a obstrução nasal seja grave, a correção cirúrgica geralmente não produzirá nenhuma melhora significativa no polissonograma pós-operatório. [149]

UVULOPALATOPLASTIA ASSISTIDA POR LASER

A uvulopalatoplastia assistida por laser é uma técnica relativamente nova que foi desenvolvida para o tratamento do ressonar habitual. Foi realizada pela primeira vez em 1988 por Kamani, um otorrinolaringologista de Paris, que denominou o procedimento de *ressecção a laser da faringe palatina*. O procedimento foi concebido para alargar o espaço aéreo nasofaríngeo e reduzir ou eliminar a obstrução ao nível do palato mole.[149]

Tratamento em crianças:

Uma vez que as amígdalas e os adenóides aumentados são uma das principais causas de SAOS nas crianças, a sua remoção cirúrgica pode ser curativa. A sedação pré-operatória deve ser cuidadosamente administrada em casos de obstrução grave e deve ser efectuada uma monitorização atenta no pós-operatório, uma vez que o edema e a sedação podem também agravar a obstrução das vias aéreas nas primeiras 24 horas após a cirurgia. Pode demorar até 6 semanas para que os sintomas desapareçam. Em alguns doentes cuja adenotonsilectomia não pode ser realizada imediatamente, o oxigénio suplementar durante a noite pode ser um tratamento temporário seguro e eficaz para a AOS. O oxigénio durante a noite também demonstrou melhorar significativamente a oxigenação nocturna e diminuir as apneias, hipopneias e respiração paradoxal num grupo de 16 crianças com idades compreendidas entre os 2 e os 8 anos com SAOS ligeira a moderada. Não se verificou um efeito deletério definitivo da oxigenação nocturna no drive de ventilação nestas crianças, o que foi relatado em adultos com SAOS grave. A utilização de pressão positiva contínua nasal nas vias aéreas (nCPAP) pode ser eficaz para aqueles que não respondem à adenotonsilectomia.[150]

RESUMO

A apneia obstrutiva do sono é o tipo mais comum, um distúrbio respiratório bem reconhecido caracterizado pela obstrução parcial ou total das vias aéreas superiores durante o sono, causando apneia e hipopneia e, em última análise, dessaturação de oxigénio da hemoglobina.

A apneia obstrutiva do sono ainda é uma doença pouco reconhecida que afecta aproximadamente 24% e 9% da população masculina e feminina de meia-idade, respetivamente. As ramificações médicas desta doença são significativas, uma vez que os estudos demonstraram que pode constituir um risco de vida para os adultos e que também tem sido associada à síndrome da morte súbita do lactente (SMSL). A causa da AOS é multifacetada. Qualquer condição de obstrução associada ao facto de se assumir a posição supina pode causar um bloqueio das vias aéreas superiores. Publicações recentes indicam que outros factores podem também ser importantes para os doentes com AOS.

Há evidências de que a alteração do tempo de atividade do músculo genioglosso e o espessamento das paredes laterais da faringe podem ser factores importantes. Além disso, o comprimento da faringe torna-se consideravelmente maior em pacientes com apnéia na posição supina, em comparação com a posição ereta. Por exemplo, uma mandíbula posicionada posteriormente pode permitir que a língua colida com o espaço aéreo e ser um precursor da apneia do sono.

As alterações anatómicas podem reduzir o espaço aéreo em doentes com AOS moderada a grave, e incluem maxilas e mandíbulas posicionadas posteriormente, planos oclusais íngremes, dentes anteriores sobre-erupcionados, grandes ângulos goníacos, mordidas abertas anteriores em associação com línguas compridas, paredes faríngeas posicionadas posteriormente, mandíbulas retrognáticas, língua e palato mole grandes, grandes volumes das vias aéreas e discrepâncias anteroposteriores entre a maxila e a mandíbula. Micrognatia, acromegalia e síndrome de Down também podem ser condições predisponentes.

A obstrução das vias aéreas provoca eventos de apneia e/ou hipopneia e resulta na redução do fluxo de ar para os pulmões, produzindo hipoxemia que, eventualmente, faz com que o doente desperte o suficiente para retomar a respiração. Este despertar é uma interrupção do sono do doente, embora muitas vezes não seja suficientemente grave para o acordar completamente. Os doentes com apneia grave têm até 1 minuto de apneia, produzindo uma hipoxemia significativa antes de ocorrer o despertar. Podem apresentar ciclos repetidos de sono/despertar durante a noite. A maioria destes doentes também apresenta ressonar alto que pode causar um despertar independente do causado pela hipoxemia. As interrupções do sono/despertar causadas pela apneia e pelo ressonar resultam numa diminuição da quantidade e/ou má qualidade do sono e, frequentemente, numa queda prolongada e significativa dos níveis de oxigénio no sangue.

A hipóxia resultante da apneia pode levar a condições médicas graves que incluem bradicardia, taquicardia, hipertensão sistémica, hipertensão pulmonar, edema pulmonar agudo, proteinúria reversível de alto grau e, possivelmente, SIDS. A falta de sono e a má qualidade do sono provocam sintomas comuns como hipertensão, sonolência diurna excessiva, disfunção cognitiva, perturbações da memória e da capacidade de discernimento, irritabilidade, diminuição da libido, noctúria, sudação, fadiga, dores de cabeça, depressão e maior tendência para acidentes. As crianças com apneia do sono podem apresentar um fraco desempenho escolar e hiperatividade.

Embora o dentista faça parte da equipa de tratamento, não é ele que diagnostica ou determina o tratamento dos doentes com apneia do sono. No entanto, os dentistas devem ser capazes de identificar potenciais doentes com apneia, encaminhá-los para um médico para um diagnóstico definitivo e planeamento do tratamento, e fazer parte da equipa de tratamento. Após um exame preliminar, o médico pode encaminhar o doente para um estudo de polissonografia nocturna numa clínica do sono. A PSG pode determinar a existência, o tipo (central, obstrutivo ou misto) e a gravidade de quaisquer perturbações da apneia. Outros testes de diagnóstico incluem o teste de latência múltipla do sono (MSLT) e a prova de função pulmonar (PFT).

A SAOS pode ser tratada de forma não cirúrgica ou cirúrgica. O tratamento deve visar os potenciais factores contribuintes identificados pela história, pelo exame físico e pela imagiologia das vias aéreas superiores. A gravidade do estado do doente também deve ser considerada no desenvolvimento de um plano de tratamento. O tratamento bem sucedido da AOS eliminará os episódios de respiração apneica e hipopneica, o ressonar e as reacções de excitação causadas por estes eventos respiratórios. As opções não cirúrgicas podem incluir,

- Perda de peso,
- Posição de dormir,
- Opções farmacológicas,
- Pressão Positiva Contínua nas Vias Aéreas (CPAP) e
- Gestão ortodôntica (aparelhos orais).

A maioria dos doentes com apneia do sono está a receber pressão positiva contínua nas vias aéreas (CPAP) nasal como tratamento de eleição. No entanto, a adesão ao CPAP nasal varia e é particularmente fraca nos roncadores não apneicos e naqueles com apneia ligeira do sono; este grupo de doentes é conhecido pela sua fraca aceitação do CPAP. {Stephen P. Warunek. março de 2004} É por isso que os aparelhos orais protéticos constituem uma alternativa não invasiva atractiva para os doentes com apneia do sono, desde que a eficácia, a adesão, a tolerância a longo prazo e a satisfação com estes aparelhos sejam comprovadas.

Isto é melhor conseguido com dispositivos de retenção da língua e aparelhos de avanço mandibular (MAAs). Existem vários aparelhos deste tipo atualmente em uso. Os doentes recuperam normalmente um sono repousante e ininterrupto, o que deve melhorar drasticamente o seu estado de alerta durante o dia.

Para além dos procedimentos não cirúrgicos, podem ser realizados vários procedimentos cirúrgicos para tratar os doentes com apneia obstrutiva do sono. Estes incluem;

1. Traqueostomia - Foi o primeiro procedimento cirúrgico eficaz efectuado para o tratamento da SAOS. A traqueostomia deve ser reservada para casos graves de SAOS com sintomas cardiovasculares significativos.

2. UvuloPalatoPharyngPlasty (UPPP) - Foi descrita pela primeira vez em 1964 para o tratamento do ressonar habitual por Ikematsu.

3. A UPPP é o procedimento cirúrgico que foi concebido para aumentar o espaço aéreo potencial na orofaringe através da realização de uma amigdalectomia e adenoidectomia, da excisão da úvula e da mucosa redundante da parede lateral da faringe e da ressecção de 8 a 15 mm ao longo do bordo posterior do palato mole.

4. Cirurgia ortognática: O avanço maxilo-mandibular é um tratamento comprovado e eficaz para pacientes que têm obstrução na base da língua.

5. Podem ser realizados procedimentos adjuvantes, como a miotomia do hioide, a glossectomia parcial e a cirurgia nasal, para corrigir as anomalias anatómicas.

6. Uvulopalatoplastia assistida por laser: Técnica relativamente nova que foi desenvolvida para o tratamento do ressonar habitual.

CONCLUSÕES

1. A gravidade da apneia do sono depende da frequência com que a respiração é interrompida.

2. A SAOS ocorre em todos os grupos etários, embora a incidência seja mais elevada nas pessoas de meia-idade e seja mais comum nos homens do que nas mulheres, afectando 9% das mulheres e 24% dos homens entre os 30 e os 60 anos.

3. A obstrução das vias aéreas provoca um ou mais eventos de apneia e/ou hipopneia e resulta na redução do fluxo de ar para os pulmões.

4. A hipoxemia está independentemente associada a alterações cognitivas e psiquiátricas em doentes com apneia obstrutiva do sono.

5. A hipertensão é o principal indicador da presença de AOS, uma vez que cerca de metade dos doentes com hipertensão essencial têm AOS e cerca de metade de todos os doentes com AOS têm hipertensão essencial.

6. A obesidade é outro indicador importante da presença de AOS.

7. O padrão de ouro para um diagnóstico exato da AOS é uma avaliação polissonográfica realizada num centro de distúrbios do sono.

8. A utilização de aparelhos de avanço maxilomandibular é mais eficaz do que a pressão positiva contínua nasal nas vias respiratórias.

9. A terapia ortodôntica de avanço mandibular é clinicamente eficaz na AOS ligeira a moderada.

10. A traqueostomia deve ser reservada para casos graves de SAOS com sintomas cardiovasculares significativos.

11. O avanço maxilomandibular é um tratamento comprovado e eficaz para os pacientes que têm obstrução na base da língua e é a melhor alternativa atual à traqueostomia.

BIBLIOGRAFIA

1) Kushida, C.A. (Ed.). (2007). Apneia Obstrutiva do Sono: Pathophysiology, Comorbidities and Consequences: Fisiopatologia, Comorbidades e Conseqüências (1ª ed.)

2) Jordan AS, McSharry DG, Malhotra A. Adult obstructive sleep apnoea (apneia obstrutiva do sono em adultos). Lancet. 2014 Feb;383(9918):736-47.

3) Conselho Sueco de Avaliação das Tecnologias da Saúde. Síndrome da Apneia Obstrutiva do Sono: A Systematic Literature Review [Internet]. Estocolmo: Conselho Sueco de Avaliação de Tecnologias em Saúde (SBU); 2007 Jun.

4) Lyons MM, Bhatt NY, Pack AI, Magalang UJ. Global burden of sleep-disordered breathing and its implications (Peso global dos distúrbios respiratórios do sono e suas implicações). Respirologia. 2020 Jul;25(7):690-702.

5) Myers KA, Mr kobrada M, Simel DL. Será que este doente tem apneia obstrutiva do sono? A revisão sistemática do exame clínico racional. JAMA. 2013 Aug;310(7):731-41.

6) Eckert DJ, Younes MK. Arousal from sleep: implications for obstructive sleep apnea pathogenesis and treatment (Despertar do sono: implicações para a patogénese e tratamento da apneia obstrutiva do sono). J Appl Physiol (1985). 2014 Feb 1;116(3):302-13

7) Strohl KP, Redline S. Recognition of obstructive sleep apnea (Reconhecimento da apneia obstrutiva do sono). Am J Respir Crit Care Med. 1996 Aug;154(2 Pt 1):279-89.

8) Azagra-Calero E, Espinar-Escalona E, Barrera-Mora JM, Llamas-Carreras JM, Solano-Reina E. Síndrome da apneia obstrutiva do sono (SAOS). Revisão da literatura. Medicina oral, patologia oral y cirugia bucal. 2012 Nov;17(6):e925.

9) Maspero C, Giannini L, Galbiati G, Rosso G, Farronato G. Síndrome da apneia obstrutiva do sono: uma revisão da literatura. Minerva Stomatol. 2015 Apr;64(2):97-109.

10) Jayesh SR, Bhat WM. Dispositivo de avanço mandibular para apneia obstrutiva do sono: Uma visão geral. J Pharm Bioallied Sci. 2015 Abr;7(Suppl 1): S223-5.

11) Palomäki H. O ressonar e o risco de enfarte cerebral isquémico. Stroke. 1991 Aug;22(8):1021-5.

12) Kryger MH, Roth T, Dement WC. Principles and Practice of Sleep Medicine-E-Book (Princípios e prática da medicina do sono - livro): Expert Consult-Online and Print. Elsevier Health Sciences; 2010 Nov 1.

13) Carskadon MA. O sono dos adolescentes: a tempestade perfeita. Pediatr Clin North Am. 2011 Jun;58(3):637-47.

14) Wang SH, Keenan BT, Wiemken A, Zang Y, Staley B, Sarwer DB, Torigian DA, Williams N, Pack AI, Schwab RJ. Effect of Weight Loss on Upper Airway Anatomy and the Apnea-Hypopnea Index. A importância da gordura da língua. Am J Respir Crit Care Med. 2020 Mar 15;201(6):718-727.

15) Grunstein RR, Ho KY, Sullivan CE. Apneia do sono na acromegalia. Annals of internal medicine. 1991 Oct 1;115(7):527-32.

16) Ahbab S, Ataoğlu HE, Tuna M, Karasulu L, Çetin F, Temiz LU, et al. Circunferência do pescoço, síndrome metabólica e síndrome da apneia obstrutiva do sono: avaliação de possível ligação. Med Sci Monit. 2013 Feb;19:111-7.

17) Young T, Peppard P, Palta M, Hla KM, Finn L, Morgan B, et al. Population-based study of sleep-disordered breathing. Arch Intern Med. 1997 Aug;157(15):1746-52

18) Peppard PE, Young T, Barnet JH, Palta M, Hagen EW, Hla KM. Aumento da prevalência de distúrbios respiratórios do sono em adultos. Am J Epidemiol. 2013 May;177(9):1006-14.

19) Sateia MJ. Classificação internacional dos distúrbios do sono. Chest. 2014 Nov 1;146(5):1387-94.

20) Pevernagie DA, Gnidovec-Strazisar B, Grote L, Heinzer R, McNicholas WT, Penzel T, Randerath W, Schiza S, Verbraecken J, Arnardottir ES. On the rise and fall of the apnea-hypopnea index: Uma revisão histórica e avaliação crítica. J Sleep Res. 2020 Aug;29(4):e13066.

21) Heinzer R, Vat S, Marques-Vidal P, Marti-Soler H, Andries D, Tobback N, Mooser V, Preisig M, Malhotra A, Waeber G, Vollenweider P, Tafti M, Haba-Rubio J. Prevalence of sleep-disordered breathing in the general population: the HypnoLaus study. Lancet Respir Med. 2015 Apr;3(4):310-8.

22) Dempsey JA, Veasey SC, Morgan BJ, O'Donnell CP. Pathophysiology of sleep apnea (Fisiopatologia da apneia do sono). Physiol Rev. 2010 Jan;90(1):47-112

23) Davidson TM. The Great Leap Forward: a base anatómica para a aquisição da fala e da apneia obstrutiva do sono. Sleep Med. 2003 May;4(3):185-94.

24) Grace KP, Hughes SW, Horner RL. Identification of the mechanism mediating genioglossus muscle suppression in REM sleep (Identificação do mecanismo que

medeia a supressão do músculo genioglosso no sono REM). Am J Respir Crit Care Med. 2013 Feb 1;187(3):311-9

25) Sands SA, Eckert DJ, Jordan AS, Edwards BA, Owens RL, Butler JP, Schwab RJ, Loring SH, Malhotra A, White DP, Wellman A. Enhanced upper-airway muscle responsiveness is a distinct feature of overweight/obese individuals without sleep apnea. Am J Respir Crit Care Med. 2014 Oct 15;190(8):930-7

26) Joosten SA, Leong P, Landry SA, Sands SA, Terrill PI, Mann D, Turton A, Rangaswamy J, Andara C, Burgess G, Mansfield D, Hamilton GS, Edwards BA. Loop Gain Predicts the Response to Upper Airway Surgery in Patients with Obstructive Sleep Apnea. Sleep. 2017 Jul 1;40(7).

27) Stadler DL, McEvoy RD, Sprecher KE, Thomson KJ, Ryan MK, Thompson CC, Catcheside PG. A compressão abdominal aumenta a colapsibilidade das vias aéreas superiores durante o sono em pacientes obesos do sexo masculino com apneia obstrutiva do sono. Sleep. 2009 Dec 1;32(12):1579-87.

28) Fagundes NCF, Gianoni-Capenakas S, Heo G, Flores-Mir C. Caraterísticas craniofaciais em crianças com apneia obstrutiva do sono: uma revisão sistemática e meta-análise. J Clin Sleep Med. 2022 Jul 1;18(7):1865-1875

29) Spector, A.R., Farrer, T.J. (2021). Efeitos neurocognitivos e neuropsicológicos da OSA. Em: Kim, KB, Movahed, R., Malhotra, RK, Stanley, JJ (eds) Management of Obstructive Sleep Apnea.

30) J. Montplaisir, M. A. Bédard, F. Richer, Isabelle Rouleau, Neurobehavioral Manifestations in Obstructive Sleep Apnea Syndrome Before and After Treatment with Continuous Positive Airway Pressure, *Sleep*, Volume 15, Issue suppl_6, December 1992, Pages S17-S19,

31) Azagra-Calero, Eva et al. "Síndrome da Apneia Obstrutiva do Sono (SAOS). Revisão da literatura." *Medicina Oral, Patología Oral y Cirugía Bucal* 17 (1992): e925 - e929.

32) Thornton WK, Roberts DH. Gestão não cirúrgica do paciente com apneia obstrutiva do sono. Journal of oral and maxillofacial surgery. 1996 Sep 1;54(9):1103-8.

33) Strohl KP, Redline S. Recognition of obstructive sleep apnea (Reconhecimento da apneia obstrutiva do sono). Revista americana de medicina respiratória e de cuidados intensivos. 1996 Aug;154(2):279-89.

34) Chesson Jr AL, Ferber RA, Fry JM, Grigg-Damberger M, Hartse KM, Hurwitz TD, Johnson S, Kader GA, Littner M, Rosen G, Sangal RB. The indications for polysomnography and related procedures. Sleep. 1997 Jun 1;20(6):423-87.

35) Whittle AT, Marshall I, Mortimore IL, Wraith PK, Sellar RJ, Douglas NJ. Neck soft tissue and fat distribution: comparison between normal men and women by magnetic resonance imaging. Thorax. 1999 Apr 1;54(4):323-8.

36) Li KK, Riley RW, Powell NB, Gervacio L, Troell RJ, Guilleminault C. Obstructive sleep apnea surgery: patient perspective and polysomnographic results. Otolaryngology-Head and Neck Surgery. 2000 Nov;123(5):572-5.

37) Chervin RD. Sonolência, fadiga, cansaço e falta de energia na apneia obstrutiva do sono. Chest. 2000 Aug 1;118(2):372-9.

38) Netzer NC, Stoohs RA, Netzer CM, Clark K, Strohl KP. Using the Berlin Questionnaire to identify patients at risk for the sleep apnea syndrome. Annals of internal medicine. 1999 Oct 5;131(7):485-91.

39) Lavie P, Silverberg D, Oksenberg A, Hoffstein V. Obstructive sleep apnea and hypertension: from correlative to causative relationship. The Journal of Clinical Hypertension. 2001 Sep;3(5):296-301.

40) Stephan KE, Hilgetag CC, Burns GA, O'Neill MA, Young MP, Kotter R. Computational analysis of functional connectivity between areas of primate cerebral cortex. Philosophical Transactions of the Royal Society of London. Série B: Ciências Biológicas. 2000 Jan 29;355(1393):111-26.

41) Mehra, P. e Wolford, L. M. (2000) 'Surgical Management of Obstructive Sleep Apnea', Baylor University Medical Center Proceedings, 13(4), pp. 338-342

42) Boot H, van Wegen R, Poublon RM, Bogaard JM, Schmitz PI, van der Meché FG. Resultados a longo prazo da uvulopalatofaringoplastia para a síndrome da apneia obstrutiva do sono. The Laryngoscope. 2000 Mar;110(3):469-75.

43) Mohsen N, Susan A, Shahin B, Soheila D. Qualidade de vida relacionada com o sono antes e depois da cirurgia adenotonsilar na população pediátrica. Revista internacional de otorrinolaringologia pediátrica. 2014 Feb 1;78(2):330-3.

44) Canto GD, Singh V, Major MP, Witmans M, El-Hakim H, Major PW, Flores-Mir C. Capacidade de diagnóstico de questionários e exames clínicos para avaliar os distúrbios respiratórios do sono em crianças: uma revisão sistemática e meta-análise. O Jornal da Associação Dentária Americana. 2014 Feb 1;145(2):165-78.

45) "Apneia obstrutiva do sono em crianças obesas residentes na comunidade: o estudo NANOS". *Sleep* 37, no. 5 (2014): 943-949.

46) Johns MW. Um novo método para medir a sonolência diurna: a escala de sonolência de Epworth. sleep. 1991 Nov 1;14(6):540-5.

47) Siegel, J. M., Moore, R., Thannickal, T., & Nienhuis, R. (2001). A brief history of hypocretin/orexin and narcolepsy (Uma breve história da hipocretina/orexina e da narcolepsia). *Neuropsychopharmacology*, *25*(5), S14-S20.

48) Aloia, M. S., Arnedt, J. T., Riggs, R. L., Hecht, J., & Borrelli, B. (2004). Clinical Management of Poor Adherence to CPAP: Motivational Enhancement (Melhoria da motivação). *Behavioral Sleep Medicine*, *2*(4), 205-222.

49) Beebe DW, Gozal D. Obstructive sleep apnea and the prefrontal cortex: towards a comprehensive model linking noturnal upper airway obruction to daytime cognitive and behavioral deficits. Journal of sleep research. 2002 Mar;11(1):1-6.

50) Salorio CF, White DA, Piccirillo J, Duntley SP, Uhles ML. Aprendizagem, memória e controlo executivo em indivíduos com síndrome da apneia obstrutiva do sono. Journal of clinical and experimental neuropsychology. 2002 Feb 1;24(1):93-100.

51) O'Brien K, Wright J, Conboy F, Sanjie Y, Mandall N, Chadwick S, Connolly I, Cook P, Birnie D, Hammond M, Harradine N. Effectiveness of early orthodontic treatment with the Twin-block appliance: a multicenter, randomized, controlled trial. Parte 1: efeitos dentários e esqueléticos. Jornal americano de ortodontia e ortopedia dento-facial. 2003 Sep 1;124(3):234-43.

52) Wolk R, Shamsuzzaman AS, Somers VK. Obesity, sleep apnea, and hypertension (Obesidade, apneia do sono e hipertensão). Hypertension. 2003 Dec 1;42(6):1067-74.

53) Friedman M, Ibrahim H, Joseph NJ. Estadiamento da síndrome da apneia/hipopneia obstrutiva do sono: um guia para o tratamento adequado. The Laryngoscope. 2004 Mar;114(3):454-9.

54) Verstraeten E, Cluydts R. Executive control of attention in sleep apnea patients: theoretical concepts and methodological considerations. Sleep medicine reviews. 2004 Aug 1;8(4):257-67.

55) Turkington PM, Allgar V, Bamford J, Wanklyn P, Elliott MW. Efeito da obstrução das vias aéreas superiores no acidente vascular cerebral agudo no resultado funcional aos 6 meses. Thorax. 2004 May 1;59(5):367-71.

56) Cummins EP, Taylor CT. Hypoxia-responsive transcription factors. Pflügers Archiv. 2005 Sep;450:363-71.

57) Caples SM, Gami AS, Somers VK. Apneia obstrutiva do sono. Annals of internal medicine. 2005 Feb 1;142(3):187-97.

58) Ryan S, Taylor CT, McNicholas WT. Ativação selectiva de vias inflamatórias por hipoxia intermitente na síndrome da apneia obstrutiva do sono. Circulation. 2005 Oct 25;112(17):2660-7.

59) Newman AB, Foster G, Givelber R, Nieto FJ, Redline S, Young T. Progression and regression of sleep-disordered breathing with changes in weight: the Sleep Heart Health Study. Archives of internal medicine. 2005 Nov 14;165(20):2408-13.

60) Krell SB, Kapur VK. Insomnia complaints in patients evaluated for obstructive sleep apnea. Sleep and Breathing. 2005 Sep;9:104-10.

61) Greenberg H, Ye X, Wilson D, Htoo AK, Hendersen T, Liu SF. Chronic intermittent hypoxia activates nuclear fator-κB in cardiovascular tissues in vivo. Biochemical and biophysical research communications. 2006 May 5;343(2):591-6.

62) Giles TL, Lasserson TJ, Smith B, White J, Wright JJ, Cates CJ. Pressão positiva contínua nas vias respiratórias para a apneia obstrutiva do sono em adultos. Base de dados Cochrane de revisões sistemáticas. 2006(1).

63) Ryan S, Nolan GM, Hannigan E, Cunningham S, Taylor C, McNicholas WT. Cardiovascular risk markers in obstructive sleep apnoea syndrome and correlation with obesity (Marcadores de risco cardiovascular na síndrome da apneia obstrutiva do sono e correlação com a obesidade). Thorax. 2007 Jun 1;62(6):509-14.

64) Itzhaki S, Dorchin H, Clark G, Lavie L, Lavie P, Pillar G. The effects of 1-year treatment with a herbst mandibular advancement splint on obstructive sleep apnea, oxidative stress, and endothelial function. Chest. 2007 Mar 1;131(3):740-9.

65) Launois SH, Pépin JL, Lévy P. Sleep apnea in the elderly: a specific entity? Sleep Med Rev. 2007 Apr;11(2):87-97.

66) Valipour A, Lothaller H, Rauscher H, Zwick H, Burghuber OC, Lavie P. Gender-related differences in symptoms of patients with suspected breathing disorders in sleep: a clinical population study using the sleep disorders questionnaire. Sleep. 2007 Mar 1;30(3):312-9.

67) Mulgrew AT, Fox N, Ayas NT, Ryan CF. Diagnóstico e tratamento inicial da apneia obstrutiva do sono sem polissonografia: um estudo de validação aleatório. Annals of internal medicine. 2007 Feb 6;146(3):157-66.

68) Chung F, Yegneswaran B, Liao P, Chung SA, Vairavanathan S, Islam S, Khajehdehi A, Shapiro CM. STOP questionnaire: a tool to screen patients for obstructive sleep apnea. O Jornal da Sociedade Americana de Anestesiologistas. 2008 May 1;108(5):812-21.

69) Morgenthaler TI, Aurora RN, Brown T, Zak R, Alessi C, Boehlecke B, Chesson Jr AL, Friedman L, Kapur V, Maganti R, Owens J. Parâmetros práticos para a utilização de dispositivos de pressão positiva contínua nas vias respiratórias para titulação de pressões e tratamento de doentes adultos com síndrome da apneia obstrutiva do sono: uma atualização para 2007. Sleep. 2008 Jan 1;31(1):141-7.

70) Leung RS. Distúrbios respiratórios do sono: mecanismos autonómicos e arritmias. Progress in cardiovascular diseases. 2009 Jan 1;51(4):324-38.

71) Ryan S, Doherty LS, Nolan GM, McNicholas WT. Effects of heated humidification and topical steroids on compliance, nasal symptoms, and quality of life in patients with obstructive sleep apnea syndrome using nasal continuous positive airway pressure. Journal of Clinical Sleep Medicine. 2009 Oct 15;5(5):422-7.

72) Lee RW, Chan AS, Grunstein RR, Cistulli PA. Craniofacial phenotyping in obstructive sleep apnea-a novel quantitative photographic approach (Fenotipagem craniofacial na apneia obstrutiva do sono - uma nova abordagem fotográfica quantitativa). Sleep. 2009 Jan 1;32(1):37-45.

73) Deak M, Epstein LJ. The history of polysomnography. Sleep Medicine Clinics. 2009 Sep 1;4(3):313-21.

74) Edwards BA, O'Driscoll DM, Ali A, Jordan AS, Trinder J, Malhotra A. Envelhecimento e sono: fisiologia e fisiopatologia. In Seminars in respiratory and critical care medicine 2010 Oct (Vol. 31, No. 05, pp. 618-633)© Thieme Medical Publishers.

75) Lee RW, Sutherland K, Cistulli PA. Morfologia craniofacial na apneia obstrutiva do sono: uma revisão. Clinical Pulmonary Medicine. 2010 Jul 1;17(4):189-95.

76) Padmidi S, Aronsohn RS, Tasali E. Obstructive sleep apnea: role in the risk and severity of diabetes. Best Pract Res Clin Endocrinol Metab. 2010 Oct;24(5):703-15

77) Antic NA, Catcheside P, Buchan C, Hensley M, Naughton MT, Rowland S, Williamson B, Windler S, McEvoy RD. The effect of CPAP in normalizing daytime sleepiness, quality of life, and neurocognitive function in patients with moderate to severe OSA. Sleep. 2011 Jan 1;34(1):111-9.

78) Azagra-Calero E, Espinar-Escalona E, Barrera-Mora JM, Llamas-Carreras JM, Solano-Reina E. Síndrome da apneia obstrutiva do sono (SAOS). Revisão da literatura. Medicina oral, patologia oral y cirugia bucal. 2012 Nov;17(6):e925.

79) Nieto FJ, Peppard PE, Young T, Finn L, Hla KM, Farré R. Sleep-disordered breathing and cancer mortality: results from the Wisconsin Sleep Cohort Study.

Jornal americano de medicina respiratória e de cuidados intensivos. 2012 Jul 15;186(2):190-4.

80) Marin JM, Agusti A, Villar I, Forner M, Nieto D, Carrizo SJ, Barbé F, Vicente E, Wei Y, Nieto FJ, Jelic S. Association between treated and untreated obstructive sleep apnea and risk of hypertension. Jama. 2012 May 23;307(20):2169-76.

81) Hoyos CM, Killick R, Yee BJ, Phillips CL, Grunstein RR, Liu PY. Cardiometabolic changes after continuous positive airway pressure for obstructive sleep apnoea: a randomised sham-controlled study. Thorax. 2012 Dec 1;67(12):1081-9.

82) Dixon JB, Schachter LM, O'Brien PE, Jones K, Grima M, Lambert G, Brown W, Bailey M, Naughton MT. Cirurgia versus terapia convencional para o tratamento de perda de peso da apneia obstrutiva do sono: um estudo controlado randomizado. Jama. 2012 Sep 19;308(11):1142-9.

83) Marklund M, Verbraecken J, Randerath W. Terapias não-CPAP na apneia obstrutiva do sono: terapia com dispositivo de avanço mandibular. European Respiratory Journal. 2012 May 1;39(5):1241-7.

84) Schwab RJ, Badr SM, Epstein LJ, Gay PC, Gozal D, Kohler M, Lévy P, Malhotra A, Phillips BA, Rosen IM, Strohl KP. Uma declaração oficial da American Thoracic Society: sistemas de monitorização da adesão à pressão positiva contínua nas vias respiratórias. As melhores estratégias de monitorização e medidas de resultados em adultos. Revista americana de medicina respiratória e de cuidados intensivos. 2013 Sep 1;188(5):613-20.

85) Pereira EJ, Driver HS, Stewart SC, Fitzpatrick MF. Comparação de uma combinação de questionários validados e monitor portátil de nível III com a polissonografia para diagnosticar e excluir a apneia do sono. Journal of Clinical Sleep Medicine. 2013 Dec 15;9(12):1259-66.

86) Galetke W, Ghassemi BM, Priegnitz C, Stieglitz S, Anduleit N, Richter K, Randerath WJ. Ventilação modulada anticíclica versus pressão positiva contínua nas vias aéreas em pacientes com apneia obstrutiva do sono coexistente e respiração de Cheyne-Stokes: um ensaio cruzado aleatório. Sleep Medicine. 2014 Aug 1;15(8):874-9.

87) Masa JF, Corral-Penafiel J. Should use of 4 hours continuous positive airway pressure per night be considered acceptable compliance. European Respiratory Journal. 2014 Nov 1;44(5):1119-20.

88) Arnoldo Guerrero, Cristina Embid, Valentina Isetta, Ramón Farre, Joaquin Duran-Cantolla, Olga Parra, Ferran Barbé, Josep M. Montserrat, Juan F. Masa,

Management of Sleep Apnea without High Pretest Probability or with Comorbidities by Three Nights of Portable Sleep Monitoring, *Sleep*, Volume 37, Issue 8, 1 de agosto de 2014, Páginas 1363-1373

89) Pirelli P, Saponara M, Guilleminault C. Expansão rápida da maxila (ERM) para apneia obstrutiva do sono pediátrica: um seguimento de 12 anos. Medicina do Sono. 2015 Aug 1;16(8):933-5.

90) Ramar K, Dort LC, Katz SG, Lettieri CJ, Harrod CG, Thomas SM, Chervin RD. Diretriz de prática clínica para o tratamento da apneia obstrutiva do sono e do ressonar com terapia de aparelhos orais: uma atualização para 2015: uma diretriz de prática clínica da Academia Americana de Medicina do Sono e da Academia Americana de Medicina Dentária do Sono. Jornal de medicina clínica do sono. 2015 Jul 15;11(7):773-827.

91) Conley RS. Tratamento da apneia do sono: um olhar crítico sobre os aparelhos intra-orais. Orthodontics & Craniofacial Research. 2015 Abr;18:83-90.

92) Oliveira MG, Treptow EC, Fukuda C, Nery LE, Valadares RM, Tufik S, Bittencourt L, Togeiro SM. Acurácia diagnóstica do sistema de monitorização domiciliar em pacientes obesos mórbidos com alto risco para apnéia do sono. Obesity surgery. 2015 May;25:845-51.

93) Zeidler MR, Santiago V, Dzierzewski JM, Mitchell MN, Santiago S, Martin JL. Predictors of obstructive sleep apnea on polysomnography after a technically inadequate or normal home sleep test. Journal of Clinical Sleep Medicine. 2015 Nov 15;11(11):1313-8.

94) Chen JH, Huang R, Luo JM, Xiao Y, Zhang Y. Enurese nocturna monossintomática em adultos com síndrome da apneia obstrutiva do sono. Jornal médico chinês. 2016 Aug 20;129(16):2011-2.

95) Marti-Soler H, Hirotsu C, Marques-Vidal P, Vollenweider P, Waeber G, Preisig M, Tafti M, Tufik SB, Bittencourt L, Tufik S, Haba-Rubio J. The NoSAS score for screening of sleep-disordered breathing: a derivation and validation study. The Lancet Respiratory Medicine. 2016 Sep 1;4(9):742-8.

96) Senaratna CV, Perret JL, Lodge CJ, Lowe AJ, Campbell BE, Matheson MC, Hamilton GS, Dharmage SC. Prevalência da apneia obstrutiva do sono na população em geral: Uma revisão sistemática. Sleep Med Rev. 2017 Ago;34:70-81.

97) Chiu HY, Chou KT, Su KC, Lin FC, Liu YY, Shiao TH, Chen YM. Apneia obstrutiva do sono em jovens adultos asiáticos com queixas relacionadas com o sono. Relatórios Científicos. 2022 Nov 29;12(1):20582.

98) Aurora RN, Quan SF. Medida de qualidade para o rastreio da apneia obstrutiva do sono em adultos por médicos de cuidados primários. Journal of clinical sleep medicine. 2016 Aug 15;12(8):1185-7.

99) Chung F, Abdullah HR, Liao P. STOP-Bang questionnaire: a practical approach to screen for obstructive sleep apnea. Chest. 2016 Mar 1;149(3):631-8.

100) Rotenberg BW, Murariu D, Pang KP. Trends in CPAP adherence over twenty years of data collection: a flattened curve (Tendências na adesão ao CPAP ao longo de vinte anos de recolha de dados: uma curva achatada). Journal of Otolaryngology-Head & Neck Surgery. 2016 Jan;45(1):43.

101) Matsumura E, Matas CG, Sanches SGG, Magliaro FCL, Pedreño RM, Genta PR, Lorenzi-Filho G, Carvallo RMM. A apnéia obstrutiva do sono grave está associada ao comprometimento da função coclear. Sleep Breath. 2018 Mar;22(1):71-77.

102) McInnis RP, Dodds EB, Johnsen J, Auerbach S, Pyatkevich Y. CPAP treats enuresis in adults with obstructive sleep apnea. Jornal de Medicina Clínica do Sono. 2017 Oct 15;13(10):1209-12.

103) Jehan S, Zizi F, Pandi-Perumal SR, Wall S, Auguste E, Myers AK, Jean-Louis G, McFarlane SI. Obstructive sleep apnea and obesity: implications for public health (Apneia obstrutiva do sono e obesidade: implicações para a saúde pública). Medicina e distúrbios do sono: revista internacional. 2017;1(4).

104) Kapur VK, Auckley DH, Chowdhuri S, Kuhlmann DC, Mehra R, Ramar K, Harrod CG. Clinical practice guideline for diagnostic testing for adult obstructive sleep apnea: an American Academy of Sleep Medicine clinical practice guideline. Jornal de medicina clínica do sono. 2017 Mar 15;13(3):479-504.

105) Grupo de Trabalho dos Serviços Preventivos dos EUA; Bibbins-Domingo K, Grossman DC, Curry SJ, Davidson KW, Epling JW Jr, García FA, Herzstein J, Kemper AR, Krist AH, Kurth AE, Landefeld CS, Mangione CM, Phillips WR, Phipps MG, Pignone MP, Silverstein M, Tseng CW. Screening for Obstructive Sleep Apnea in Adults (Rastreio da Apneia Obstrutiva do Sono em Adultos): US Preventive Services Task Force Recommendation Statement (Declaração de Recomendação da Força-Tarefa de Serviços Preventivos dos EUA). JAMA. 2017 Jan 24;317(4):407-414.

106) Chiu HY, Chen PY, Chuang LP, Chen NH, Tu YK, Hsieh YJ, Wang YC, Guilleminault C. Precisão diagnóstica do questionário de Berlim, STOP-BANG, STOP e escala de sonolência de Epworth na deteção da apneia obstrutiva do sono: Uma meta-análise bivariada. Revisões de medicina do sono. 2017 Dez 1;36:57-70.

107) Bianchi MT, Goparaju B. Potential Underestimation of Sleep Apnea Severity by At-Home Kits: Rescoring In-Laboratory Polysomnography Without Sleep Staging. J Clin Sleep Med. 2017 Abr 15;13(4):551-555.

108) Kundel V, Shah N. Impact of portable sleep testing. Clínicas de medicina do sono. 2017 Mar;12(1):137.

109) Theorell-Haglöw J, Miller CB, Bartlett DJ, Yee BJ, Openshaw HD, Grunstein RR. Gender differences in obstructive sleep apnoea, insomnia and restless legs syndrome in adults - What do we know? Uma atualização clínica. Sleep Med Rev. 2018 Abr;38:28-38.

110) Khan SU, Duran CA, Rahman H, Lekkala M, Saleem MA, Kaluski E. A meta-analysis of continuous positive airway pressure therapy in prevention of cardiovascular events in patients with obstructive sleep apnoea. European heart journal. 2018 Jun 21;39(24):2291-7.

111) Sillo TO, Lloyd-Owen S, White E, Abolghasemi-Malekabadi K, Lock-Pullan P, Ali M, Perry A, Robinson SJ, Wadley MS. The impact of bariatric surgery on the resolution of obstructive sleep apnoea (O impacto da cirurgia bariátrica na resolução da apneia obstrutiva do sono). BMC Research Notes. 2018 Dec;11:1-6.

112) Kaminska M, Mery VP, Lafontaine AL, Robinson A, Benedetti A, Gros P, Kimoff RJ. Mudança na cognição e outros sintomas não motores com o tratamento da apneia obstrutiva do sono na doença de Parkinson. Jornal de Medicina Clínica do Sono. 2018 May 15;14(5):819-28.

113) Gamaldo C, Buenaver L, Chernyshev O, Derose S, Mehra R, Vana K, Walia HK, Gonzalez V, Gurubhagavatula I, OSA Assessment Tools Task Force da Academia Americana de Medicina do Sono. Evaluation of clinical tools to screen and assess for obstructive sleep apnea (Avaliação de instrumentos clínicos para rastreio e avaliação da apneia obstrutiva do sono). Jornal de Medicina Clínica do Sono. 2018 Jul 15;14(7):1239-44.

114) Osman AM, Carter SG, Carberry JC, Eckert DJ. Obstructive sleep apnea: current perspectives. Natureza e ciência do sono. 2018 Jan 23:21-34.

115) Nigro CA, Dibur E, Borsini E, Malnis S, Ernst G, Bledel I, González S, Arce A, Nogueira F. A influência do género nos sintomas associados à apneia obstrutiva do sono. Sleep and Breathing. 2018 Sep;22:683-93.

116) Aurora RN, Patil SP, Punjabi NM. Monitorização portátil do sono para o diagnóstico da apneia do sono em pacientes hospitalizados com insuficiência cardíaca. Chest. 2018 Jul 1;154(1):91-8.

117) Araújo I, Marques F, André S, Araújo M, Marques S, Ferreira R, Moniz P, Proença M, Borrego P, Fonseca C. Diagnóstico de apneia do sono em doentes com insuficiência cardíaca crónica estável utilizando um dispositivo portátil de diagnóstico de teste do sono. Sleep and Breathing. 2018 Sep;22:749-55.

118) Behrents RG, Shelgikar AV, Conley RS, Flores-Mir C, Hans M, Levine M, McNamara JA, Palomo JM, Pliska B, Stockstill JW, Wise J, Murphy S, Nagel NJ, Hittner J. Obstructive sleep apnea and orthodontics: Um Livro Branco da Associação Americana de Ortodontistas. Am J Orthod Dentofacial Orthop. 2019 Jul;156(1):13-28.e1. doi: 10.1016/j.ajodo.2019.04.009. PMID: 31256826.

119) Lisan Q, Van Sloten T, Vidal PM, Rubio JH, Heinzer R, Empana JP. Association of positive airway pressure prescription with mortality in patients with obesity and severe obstructive sleep apnea: the Sleep Heart Health Study. JAMA Otolaryngology-Head & Neck Surgery. 2019 Jun 1;145(6):509-15.

120) Wojda M, Kostrzewa-Janicka J, Śliwiński P, Bieleń P, Jurkowski P, Wojda R, Mierzwińska-Nastalska E. Dispositivos de avanço mandibular em pacientes com apneia obstrutiva do sono intolerantes ao tratamento com pressão positiva contínua nas vias aéreas. Saúde e distúrbios pulmonares. 2019:35-42.

121) Sarkissian L, Kitipornchai L, Cistulli P, Mackay SG. An update on the current management of adult obstructive sleep apnoea. Jornal australiano de clínica geral. 2019 Apr;48(4):182-6.

122) Sutherland K, Cistulli PA. Terapia com aparelhos orais para apneia obstrutiva do sono: estado da arte. Journal of clinical medicine. 2019 Dec 2;8(12):2121.

123) Westreich R, Gozlan-Talmor A, Geva-Robinson S, Schlaeffer-Yosef T, Slutsky T, Chen-Hendel E, Braiman D, Sherf Y, Arotsker N, Abu-Fraiha Y, Waldman-Radinsky L. The presence of snoring as well as its intensity is underreported by women. Jornal de Medicina Clínica do Sono. 2019 Mar 15;15(3):471-6.

124) Chang Y, Xu L, Han F, Keenan BT, Kneeland-Szanto E, Zhang R, Zhang W, Yu Y, Zuo Y, Pack AI, Kuna ST. Validação do monitor portátil Nox-T3 para o diagnóstico da apneia obstrutiva do sono em doentes com doença pulmonar obstrutiva crónica. Journal of Clinical Sleep Medicine. 2019 Apr 15;15(4):587-96.

125) Martinez-Garcia MA, Campos-Rodriguez F, Barbé F, Gozal D, Agustí A. Precision medicine in obstructive sleep apnoea (Medicina de precisão na apneia obstrutiva do sono). The Lancet Respiratory Medicine. 2019 May 1;7(5):456-64.

126) Mehrtash M, Bakker JP, Ayas N. Predictors of continuous positive airway pressure adherence in patients with obstructive sleep apnea. Lung. 2019 Apr 15;197:115-21.

127) Benjafield AV, Ayas NT, Eastwood PR, Heinzer R, Ip MS, Morrell MJ, Nunez CM, Patel SR, Penzel T, Pépin JL, Peppard PE. Estimation of the global prevalence and burden of obstructive sleep apnoea: a literature-based analysis (Estimativa da prevalência global e do peso da apneia obstrutiva do sono: uma análise baseada na literatura). The Lancet Respiratory Medicine. 2019 Aug 1;7(8):687-98.

128) Patil SP, Ayappa IA, Caples SM, Kimoff RJ, Patel SR, Harrod CG. Treatment of adult obstructive sleep apnea with positive airway pressure: an American Academy of Sleep Medicine clinical practice guideline. Jornal de Medicina Clínica do Sono. 2019 Feb 15;15(2):335-43.4

129) Achmad H, Kas I, Susilawati S, Kurniyanti D, Edy S, Meilyana D. Comparação da Eficácia do Tratamento Ortodôntico com Procedimentos de Adenotonsilectomia em Crianças com Apneia Obstrutiva do Sono (AOS). J Dent Oral Sci. 2022;4(4):1-25.

130) Eastwood PR, Barnes M, MacKay SG, Wheatley JR, Hillman DR, Nguyên XL, Lewis R, Campbell MC, Pételle B, Walsh JH, Jones AC. Bilateral hypoglossal nerve stimulation for treatment of adult obstructive sleep apnoea (Estimulação bilateral do nervo hipoglosso para tratamento da apneia obstrutiva do sono em adultos). Jornal Respiratório Europeu. 2020 Jan 1;55(1).

131) Jen R, Orr JE, Gilbertson D, Fine J, Li Y, Wong D, Bosompra NO, Hopkins SR, Raisinghani A, Malhotra A. Impact of obstructive sleep apnea on cardiopulmonary performance, endothelial dysfunction, and pulmonary hypertension during exercise. Fisiologia respiratória e neurobiologia. 2021 Jan 1;283:103557.

132) Gottlieb DJ, Punjabi NM. Diagnosis and management of obstructive sleep apnea: a review. Jama. 2020 Apr 14;323(14):1389-400.

133) Tauman R, Berall M, Berry R, Etzioni T, Shrater N, Hwang D, Marai I, Manthena P, Rama A, Spiegel R, Penzel T. Watch-PAT is useful in the diagnosis of sleep apnea in patients with atrial fibrillation. Natureza e ciência do sono. 2020 Dez 3:1115-21.

134) Zinchuk A, Yaggi HK. Phenotypic subtypes of OSA: a challenge and opportunity for precision medicine. Chest. 2020 Feb 1;157(2):403-20.

135) Taran S, Bajaj V, Sinha GR, Polat K. Deteção de eventos de apneia do sono utilizando sinais de eletroencefalograma. Acústica Aplicada. 2021 Oct 1;181:108137.

136) Malhotra A, Ayappa I, Ayas N, Collop N, Kirsch D, Mcardle N, Mehra R, Pack AI, Punjabi N, White DP, Gottlieb DJ. Metrics of sleep apnea severity: beyond the apnea-hypopnea index. Sleep. 2021 Jul 1;44(7):zsab030.

137) Abbasi A, Gupta SS, Sabharwal N, Meghrajani V, Sharma S, Kamholz S, Kupfer Y. A comprehensive review of obstructive sleep apnea. Ciência do Sono. 2021 Apr;14(2):142.

138) Lee JJ, Sundar KM. Avaliação e gestão de adultos com síndrome da apneia obstrutiva do sono. Lung. 2021 Apr;199(2):87-101.

139) Yoon A, Kim TK, Abdelwahab M, Nguyen M, Suh HY, Park J, Oh H, Pirelli P, Liu SY. Que alterações na morfologia maxilar resultantes da expansão maxilar por osteogénese de distração (DOME) se correlacionam com medidas subjectivas e objectivas da AOS? Sleep and Breathing. 2023 Oct;27(5):1967-75.

140) Baheti, Nikita, Wasundhara Ashok Bhad, Santosh J. Chavan e Siddharth Sonwane. "Medicina dentária do sono: A comprehensive overview." *IP Jornal Indiano de Ortodontia e Pesquisa Dentofacial* (2020)

141) Jen R, Orr JE, Li Y, DeYoung P, Smales E, Malhotra A, Owens RL. Accuracy of WatchPAT for the diagnosis of obstructive sleep apnea in patients with chronic obstructive pulmonary disease (Precisão do WatchPAT para o diagnóstico de apneia obstrutiva do sono em pacientes com doença pulmonar obstrutiva crónica). COPD: Journal of Chronic Obstructive Pulmonary Disease. 2020 Jan 2;17(1):34-9.

142) Laratta CR, Ayas NT, Povitz M, Pendharkar SR. Diagnosis and treatment of obstructive sleep apnea in adults (Diagnóstico e tratamento da apneia obstrutiva do sono em adultos). CMAJ. 2017 Dez 4;189(48)

143) Bucks RS, Olaithe M, Rosenzweig I, Morrell MJ. Revisão da relação entre a AOS e a cognição: Para onde vamos a partir daqui? Respirology. 2017 Oct;22(7):1253-61.

144) Cammaroto G, Galletti C, Galletti F, Galletti B, Galletti C, Gay-Escoda C. Dispositivos de avanço mandibular versus pressão positiva contínua nasal nas vias aéreas no tratamento da apneia obstrutiva do sono.

145) Laouafa S, Ribon-Demars A, Marcouiller F, Roussel D, Bairam A, Pialoux V, Joseph V. Estradiol Protects Against Cardiorespiratory Dysfunctions and Oxidative Stress in Intermittent Hypoxia. Sleep. 2017 Ago 1;40(8).

146) Kirkness JP, Madronio M, Stavrinou R, Wheatley JR, Amis TC. Relationship between surface tension of upper airway lining liquid and upper airway

collapsibility during sleep in obstructive sleep apnea hypopnea syndrome. J Appl Physiol (1985). 2003 Nov;95(5):1761-6

147) El Shayeb M, Topfer LA, Stafinski T, Pawluk L, Menon D. Diagnostic accuracy of level 3 portable sleep tests versus level 1 polysomnography for sleep-disordered breathing: a systematic review and meta-analysis. CMAJ. 2014 Jan 7;186(1):E25-51.

148) Neelapu BC, Kharbanda OP, Sardana HK, Balachandran R, Sardana V, Kapoor P, Gupta A, Vasamsetti S. Craniofacial and upper airway morphology in adult obstructive sleep apnea patients: Uma revisão sistemática e meta-análise de estudos cefalométricos. Sleep Med Rev. 2017

149) Patil SP, Ayappa IA, Caples SM, Kim off RJ, Patel SR, Harrod CG. Treatment of adult obstructive sleep apnea with positive airway pressure: an American Academy of Sleep Medicine systematic review, meta-analysis, and GRADE assessment. *J Clin Sleep Med.* 2019;15(2):301-334.

150) Kandasamy S. Apneia obstrutiva do sono e intervenção ortodôntica precoce: Quão cedo é cedo? American Journal of Orthodontics and Dentofacial Orthopedics (Jornal Americano de Ortodontia e Ortopedia Facial). 2024 maio;165(5):500-502. Epub 2024 Jan 3

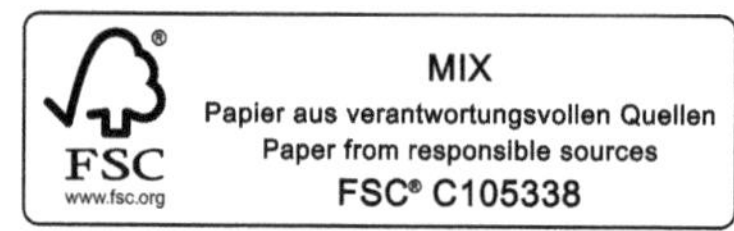

Printed by Books on Demand GmbH, Norderstedt / Germany